Stephanie Faber

[illegible] FARBENBUCH

Die Magie der Farben:
Unser Leben mit Farben.
Der sichere Farbgeschmack.
Die Naturbotschaft der Farben
und ihre Anwendung.

Unter Mitarbeit
von Gisela Watermann

Goldmann Verlag

Der Goldmann Verlag ist ein Unternehmen
der Verlagsgruppe Bertelsmann

Made in Germany · 2/92 · 2. Auflage

Umschlaggestaltung: Design Team, München
Gesamtherstellung: RMO, München
Verlagsnummer: 13579
SK · Herstellung: MS

ISBN 3-442-13579-6

Inhalt

Teil I

Farben um uns, Farben in uns

1. Kapitel
9 Farben um uns, Farben in uns

2. Kapitel
13 Das Sehen und das Fühlen der Farben

3. Kapitel
17 Drei Farben, Gelb, Rot und Blau, gibt es bekanntlich nur

4. Kapitel
23 Der Farbenkreis

5. Kapitel
29 Gleiches erkennt Gleiches

6. Kapitel
33 Gleiches ergänzt sich im Gegensätzlichen

7. Kapitel
37 Hell und Dunkel, Licht und Schatten

8. Kapitel
43 Qualität und Quantität

9. Kapitel
49 Der goldene Schnitt

10. Kapitel
55 Die Kraft des Kreises

11. Kapitel
61 Die Heilkraft der Farben

65 *Farbtafel: Die Kirlian-Fotografie*

Teil II

Über den Umgang mit den Farben

12. Kapitel
75 Rot, Gelb und Blau: Die Farben der Haut

13. Kapitel
79 Die vier Jahreszeiten

Farbtafeln
85 *Testfarben zur Identifizierung der Hautfarbe*
89 *Farben für die Haut mit deutlich blaugründigem, kühlen Unterton: Der Winter*
93 *Farben für die Haut mit zartbläulichem, kühlem Unterton: Der Sommer*
97 *Farben für die Haut mit gelblich warmem Unterton: Der Frühling*
101 *Farben für die Haut mit rötlich warmem Unterton: Der Herbst*

14. Kapitel
105 Farbharmonie in der Kleidung

15. Kapitel
113 Stoffe und Farben

16. Kapitel
119 Die Farbigkeit der Muster

17. Kapitel

127 Farbige Details und Accessoires

18. Kapitel

133 Mythos der Steine

19. Kapitel

141 Maquillagen

20. Kapitel

151 Mit Farben korrigieren

21. Kapitel

159 Pflanzliche Haarfarben

22. Kapitel

165 Die Botschaft der Naturfarben

169 *Farbtafel: Naturfarben*

23. Kapitel

173 Leben mit Naturfarben

24. Kapitel

181 Naturgedächtnis und Raumgestaltung

186 Quellenverzeichnis

Farbtafel: Der Farbenkreis

Teil I

Farben um uns, Farben in uns

1. Kapitel

Farben um uns, Farben in uns

Wenn wir eine Farbe ansehen, uns aufmerksam mit ihr beschäftigen, ist unser Sinn der ganz besonderen Einwirkung dieser Farbe ausgesetzt. Wir fühlen uns hinein in die Farbe, die uns gefällt oder auch nicht gefällt, und werden kaum danach fragen, ob die Sympathie oder die Antipathie für diese Farbe durch die physikalische Tätigkeit der Augen, durch den Verstand oder die Psyche zustande gekommen ist. Farben sind Erscheinungen, die Empfindungen in uns auslösen, und bei der Betrachtung der Farbe fühlen wir dieser Empfindung nach. Zwischen uns und der Farbe stellen wir durch aufmerksame Betrachtung Intimität her. In der Zwiesprache des Subjekts mit dem Objekt geht es im Grunde um zwei Themen: „Was mache ich mit der Farbe?" und: „Was macht die Farbe mit mir?"

Die Gedanken und Gefühle, die wir bei unserer Betrachtung empfinden, setzen voraus, daß die Farbe uns dazu herausgefordert hat, sich mit ihr zu befassen. Die Farbe hat in uns eine Empfindung angesprochen, sie hat mit uns etwas erreicht, und während wir dieser Empfindung nachgehen, uns empfänglich für die Einwirkung der Farben fühlen, ist es von unserer Sensitivität abhängig, was wir mit der Empfindung Farbe machen.

Farben sind Pädagogen; ihr Lehrplan zeigt, daß nicht nur wir etwas mit der Farbe tun, sondern die Farbe etwas mit uns tut. Wenn wir die Farben der Natur ansehen – Blumen, Herbstlaub, die Farben der Insekten, die Blüten und Wiesen, die Farben einer Katze –, wird uns die Naturgesetzlichkeit der Farbharmonie vor Augen geführt. Und es liegt an uns, was wir sehen wollen oder sehen können. Was unsere Augen bei der Betrachtung der Farben der Natur erfreut, ist nicht nur die Farbigkeit der Erscheinung, es ist auch unser instinktives Wissen, daß die Farbschönheit der Natur kein Zufall ist, sondern einem großen Ordnungsprinzip unterliegt. Dieses Ordnungsprinzip zieht uns an, es stößt uns nicht ab. Da wir ein Teil der Natur sind, wird unser Wunsch nach Harmonie auch immer der Wunsch nach Identität mit dem Natürlichen sein. Der Genuß an der Farbharmonie, an der Vielfalt der Naturerscheinung, ist so auch ein Genuß an den eigenen Fähigkeiten zur Harmonie mit dem Natürlichen. Unter diesem Aspekt ist die permanente Zerstörung der Natur auch unser inneres Leid, eine grobe Dokumentation der Abspaltung des Menschen von der Natur. Eine tägliche Vertreibung aus dem Paradies. Dem zerstörerischen Denken, der Abkehr vom Lebensbejahenden, der staatlich anerkannten Nekrophilie werden wir nicht folgen können, ohne an unserer eigenen Zerstörung mitzuwirken.

Die Natur ist nie einfallslos, es ist immer der Mensch, der Einfallslosigkeit, Disharmonie und Irrtümer produziert, und was Menschen mit Farben anrichten zeigt, wiewenig wir die Lehre der Natur zu verstehen in der Lage sind. Wenn wir Farben auswählen, für unsere Kleidung, für unsere Wohnung oder für die Gegenstände des täglichen Bedarfs verlassen wir uns vor allem auf unser Gefühl und entscheiden uns instinktiv für Farben, die uns sympathisch sind. Wir wählen farbige Gegenstände, die mit den Farben unserer Wohnungseinrichtung harmonieren. Es ist ganz unserem Ermessen überlassen, ob wir mit Farben in der Kleidung oder in der Wohnung Harmonie oder Disharmonie herstellen, Langeweile oder Frische. Vielleicht macht man sich zuwenig Gedanken darüber, wie wichtig Farbharmonie für unser inneres Wohlbefinden und für die Kreativität unseres Lebens ist, und oft sehen wir gar nicht die zahlreichen Fallen für die falsche Wahl von Farben. Vor allem sind wir unbewußt beeinflußt von Modeströmungen, denn jede Saison bringt neue Farben. Wenn jetzt Pink und Blaugrün in Mode sind, zwei recht schwierige Farben, finden wir in den Läden und im Straßenkolorit vor allem diese Farben vor. Unsere Augen gewöhnen sich rasch an das übermäßig gesteigerte Rosa und empfinden es nicht als unangenehm, denn Rosa belebt das Straßenbild, die Farbe erinnert an Phlox, die Menschen sehen fröhlich aus, und die Farbe wirkt als Kontrast zu einem nebelig herbstgrauen Himmel. Unzeitgemäß finden wir uns selbst, wenn wir jetzt ausgerechnet nach den stillen Erdfarben und Naturtönen verlangen, die uns zwar am besten stehen, in denen wir uns jedoch, bedingt durch das Diktat der Mode und das momentane Zeitgefühl, plötzlich nicht mehr so wohl fühlen wie früher. Läuft alle Welt im Mozart-Look herum, im Indian-Look oder im Szene-Look, was soll man dem entgegensetzen? Und es wird uns ja auch schwer gemacht, Kleidungsstücke in gerade nicht „modischen" Farben zu finden, denn wie von Zauberhand regiert das Marketing der Modeindustrie. Es verlangt schon Mut, gegen den Strom zu schwimmen, um die Identität, die Individualität, im weiteren Sinn auch die Selbstachtung zu wahren. Und interessanterweise findet die nach dem Diktat der Modefarben gekleidete Frau in unserer Gesellschaft mehr Anerkennung als die individuell gekleidete Frau. Die Herde möchte stets das Herdenbewußtsein gestärkt sehen, während die Individuation in der Kleidung oder im Wohnen die Abkehr von der Herde signalisiert. So wird das schwächere Selbstbewußtsein aufgefangen und bekräftigt, das stärkere sieht sich Bewährungsproben ausgesetzt. Kleidet man sich hauptsächlich in Modefarben und richtet sich nach dem Modediktat, wird man immer Kleidersorgen haben, denn schon die nächste Saison bringt neue Farben und Schnitte, und das Modeopfer läuft schon wieder dem nächsten Trend nach und wird keine Chance haben, einen individuellen Stil zu entwickeln. Ich meine, ein kleiner Kotau an die Tendenz der Saison genügt, wenn man ein Accessoire in Modefarben trägt, ein Einstecktuch, Schuhe oder Strümpfe, einen Hut oder einen Gürtel, eine Handtasche oder einen Schal, wenn sich passende Akzente schaffen lassen, ohne gleich zum Opfer der Modesaison zu werden.

Eine weitere Ursache, mit Farbe Disharmonie zu produzieren, besteht in der Unkenntnis der Farben und ihrer Naturgesetzlichkeiten. Vor allem die Unsicherheit des ungeschulten Auges verleitet bei der Farbwahl dazu, sich für gängige Farbkombinationen zu entscheiden, von denen man annimmt, sie hätten sich allgemein bewährt. Wie beispielsweise Rot zu Dunkelblau mit Weiß. Gerne flüchtet sich der unsichere Mensch auch in die sogenannten Ton-in-Ton-Farben, entscheidet sich für nichtssagende Beiges und stellt damit unattraktive und langweilige Farbkombinationen her, die so hilflos wirken, wie sie auch sind. So sind falsch zusammengestellte Beige- und Brauntöne in der Durchschnittseinrichtung häufig zu finden. Man glaubt, mit

Altersgruppen und Lieblingsfarben

Alter	**Bevorzugte Farben**	**Psychologische Beurteilung**
Bis zum 9. Lebensjahr:	Rot. Purpurrot. Bei Mädchen auch Rosa.	Es sind die Farben der stärksten Hinwendung nach außen. Entspricht der körperlichen Aktivität und Vitalität dieser Altersgruppe.
Vom 9. bis zum 11. Lebensjahr:	Hinwendung zu Orangerot, Gelb und schließlich zu Grün.	Nachdem das Kind bis dahin in seinem Denken und Handeln durch seine Gefühle geleitet wurde, beginnt es mehr und mehr den Verstand einzusetzen. In der Bevorzugung von Grün äußert sich der Umbruch zum Erwachsenwerden.
Vom 12. Lebensjahr an:	Bevorzugung von Blau. Diese Bevorzugung erreicht bei Vierzehnjährigen ihren Höhepunkt. Daneben Orangerot bei Jungen und Rotgelb bei Mädchen.	In der Bevorzugung von Blau zeigt der junge Mensch eine Phase der Introvertiertheit. Orangerot und Rotgelb lassen die erwachende Sexualität erkennen.
Im Erwachsenenalter:	Im Durchschnitt bevorzugen Erwachsene der Reihe nach: Blau, Rot, Grün, Gelb, Orange, Violett, Braun, Schwarz, Weiß, Grau.	Vereinfacht kann gesagt werden: Extrovertierte Menschen tendieren zu roten Tönen, wogegen introvertierte Menschen Blautöne bevorzugen. Blau gilt als Farbe des Verstandes, Rot als Farbe der Emotion.
Im hohen Alter:	Pastellfarben: Hellgelb, Hellblau, Rosa, Lila, Pfirsichblüt, zartes Grün, Hellbraun, Hellgrau.	Die Introvertiertheit und Sanftheit dieser Farben entspricht der innerlichen Ruhe des Alters.

Beige und Braun nichts falsch zu machen, obwohl gerade diese Zusammenstellung problematisch ist. Man muß das Braun erkennen: Ist es ein abgedunkeltes Rot oder ein Orange? Oder ist es ein kühles Schwarzbraun, das durch die Beimischung von Blau entsteht? Was ist die Grundfarbe des Beige? Ocker, Gelb, Rot, Grau?

Viele Menschen greifen beim Kauf von Kleidungsstücken oder Einrichtungsgegenständen nach ihrer Lieblingsfarbe, ohne zu prüfen, ob sie ihnen steht oder in die Räume paßt. Der Anblick der Lieblingsfarbe erzeugt beim Betrachter ein inneres Wohlgefühl, und es scheint widersprüchlich, wenn die Lieblingsfarbe nicht zum Gesicht paßt. Das Harmoniegefühl, das sich bei der Betrachtung der Lieblingsfarbe einstellt, hat allein psychische Bedeutung; die Farbe muß keineswegs zur Farbe der Haut und des Haars passen. Welche Farben uns stehen, hängt vom Grundton der Haut ab, von der Haar- und der Augenfarbe, die in harmonischem Verhältnis zueinander stehen. Die Natur hat dafür gesorgt, daß die Pigmente der Haut, des Haars und der Augen miteinander korrespondieren, und wir sollten unsere Körperfarben gut kennen, um sie richtig zu unterstreichen. Während die Lieblingsfarbe im Leben öfters wechselt, von Alter, psychischer Stimmung und Mode abhängt, wechseln die Farben unseres Körpers nicht. Die Grundpigmentierung bleibt von der Kindheit bis ins hohe Alter gleich und verändert sich nur innerhalb der vorgegebenen Nuancierung.

Die Identifizierung mit Modefarben, Unsicherheit und Zerrissenheit im Farbbild der Kleidung oder des Wohnens, die Unfähigkeit, Farbharmonie zu genießen, hat viele negative Wirkungen auf unser Leben. Auch unseren Mitmenschen leben wir die eigene Disharmonie vor. So stellen wir selbst die Hindernisse auf, die unsere Kreativität stören. Was der Mensch aufgrund falscher Überlegungen mit den Farben anrichtet, bekommt er mit gleicher Münze heimgezahlt. Statt den natürlichen Gesetzmäßigkeiten der Farben zu folgen, ihre Lehre anzunehmen, folgt er naturfremden Gesetzen und gesellschaftlichen Klischees und verschließt sich damit den Zugang zu einer naturgesetzlichen Ordnung, die seinem inneren Bedürfnis nach Harmonie und Gleichklang am meisten entgegenkäme. Wenn man sich die Frage stellt: Welcher Zusammenhang besteht zwischen mir und der Natur?, so heißt das nichts anderes als: Wie kann ich mich selbst in eine Beziehung zu der mir gegenüberstehenden Natur bringen? Ich lebe in Ideen. Was für eine Idee entspricht meiner Natur, wie kann ich das, was ich als meine Natur ansehe, als Idee ausdrücken? Die Farben, die uns in der Erfahrung als Einzelfarben gegenübertreten, haben einen inneren Bezug zueinander und aufeinander. Ihren Bezug werden wir kennenlernen, wenn wir bereit sind, der sanften Lehrmeisterin Natur zu folgen.

2. Kapitel

Das Sehen und das Fühlen der Farben

Farben sind Erscheinungen, die Empfindungen in uns auslösen. Wir tragen die Bereitschaft, Farbe zu empfangen, nicht nur in den Augen, denn nicht allein die Augen sind Empfänger von Farbbotschaften. Auch psychisch und physisch nehmen wir Farben auf. Hierfür ein Beispiel: Führt man einen blinden Menschen in einen Raum, der in kaltem Türkis gestrichen ist, sinkt seine Körpertemperatur. Führt man den Blinden in einen orangerot gestrichenen Raum, steigt seine Körpertemperatur, obwohl die Raumtemperatur in beiden Räumen gleich ist. Farben sind Naturkräfte. Wie wir aus der Physik wissen, haben sie unterschiedliche Wellenlängen. Rot, Orange und Gelb sind warme, sich ausdehnende Farben, sie kommen auf uns zu. Näherkommen bedeutet auch Verdichtung, Erwärmung. Es sind die langwelligen Strahlen der warmen Farben, die im Gegensatz zu den kurzwelligen Strahlen aus dem Blauspektrum stehen. Blau entfernt sich, es distanziert sich, wirkt kühl und macht kühl. Die Energiestrahlung Farbe wird vom Körper wahrgenommen.

Daß wir Farben nicht nur visuell, sondern auch körpersensitiv wahrnehmen, zeigt ein weiteres Beispiel. In einem dunklen Raum hält sich ein Mensch mit verbundenen Augen auf. Lenkt man einen intensiven Lichtstrahl seitlich auf den Körper, erfolgt keine Reaktion des Erkennens. Schiebt man aber ein rotes Glas vor das Licht, bewegt sich der Mensch dem roten Licht entgegen. Wird dem Licht ein blaues Glas unterlegt, strebt die spontane Körperbewegung vom Blauen weg. Es ist auch bekannt, daß man in blaugrundig gestrichenen Räumen schon bei einer Zimmertemperatur von 15 Grad Celsius zu frösteln beginnt, während man in gelb oder gelborange gestrichenen Räumen erst ab 11 Grad Celsius den Raum als kühl empfindet. Diese Kenntnisse über die positive Körperempfindung der warmen Farben sollte man nutzen, nicht nur für die Ersparnis von Wärmeenergien, sondern auch für die Anregung des positiven Denkens. Für Krankenhäuser, Schulen oder öffentliche Einrichtungen sowie für Kinder- und Altenheime werden häufig die tristen Industriefarben Graublau oder Grau als Anstrichfarben verwendet, so als hätte man den Innenarchitekten einen Preis für die größtmögliche Verbreitung von lebensverneinenden Farben in öffentlichen Einrichtungen versprochen.

Das Wissen der nicht nur visuellen, sondern auch ganzkörperlichen Wahrnehmbarkeit der Farben ist unter anderem Bestandteil der Farbtherapie, bei der die innere Korrespondenz des Menschen mit der jeweiligen Farbe stimuliert wird. Diese Erfahrung zeigt, wie wichtig die richtigen – oder falschen – Farben an uns und um uns sind, wie vielfältig ihr Einfluß auf unsere Psyche und unseren Körper ist. Wenn wir lernen, Farben zu sehen, lernen wir auch, Farben zu fühlen.

Als Mittler zwischen Außenwelt und Innenwelt sind die Augen hochkomplizierte Wunderwerkzeuge der Natur. Jeder Mensch mit normaler Sehtüchtigkeit hat die Fähigkeit des Sehens in die Wiege mitbekommen und könnte theoretisch die größte Sensibilität des Sehens entfalten. Das Auge ist ihm dabei nicht im Wege, es vermittelt vielmehr objektive Tatbestände; für Goethe ist das Auge ein Organ, in dem sich die Natur selbst in ihrer Wahrheit spiegelt:

„Das Auge hat sein Dasein dem Lichte zu danken. Aus gleichgültigen tierischen Hilfsorganen ruft sich das Licht ein Organ hervor, das seinesgleichen werde; und so bildet sich das Auge am Lichte fürs Licht, damit das innere Licht dem äußeren entgegentrete."

Jede sinnliche Anschauung bedarf der Modifikation des Gefühls und des Verstandes, um das Gesehene zu wandeln, ihm inneren und äußeren Ausdruck zu verleihen und das Sehvermögen zu verfeinern. So ist zwar die rein physikalische Analyse, wie das Auge sieht, von Bedeutung für das Verständnis der natürlichen Konfrontation der Augen mit dem Licht und der Farbe als Träger von Energien, als Regulativ und Mittler der Wahrnehmung. Die Empfindung für das Gesehene entfaltet sich auch über ein *inneres Sehen,* über die Einheit von Körper, Geist und Psyche. Wie wir sehen und was wir sehen, hängt also nicht allein von der Funktion der Netzhaut ab, sondern auch von unserer inneren Bereitschaft, sehen zu wollen.

Der Vorgang des Sehens wurde von der griechischen Antike bis ins Mittelalter so aufgefaßt, daß ein Licht von innen, eine Art Sehstrahlung aus dem Auge, dem äußeren Licht entgegentritt. Im „Timäus" sagt Platon:

„Unter allen Organen bildeten die Götter die strahlenden Augen zuerst. Ein Organ des Feuers, das nicht brennt, sondern ein mildes Licht gibt, jedem Tag angemessen, hatten sie bei dieser Bildung zur Absicht. Wenn das Tageslicht um den Ausfluß des Gesichts ist und Gleiches zu Gleichem hinströmend sich vereint, so entwirft sich in der Richtung des Auges ein Körper, wo immer das aus dem Innern ausströmende Licht mit dem äußeren zusammentrifft."

Und in einer Naturbetrachtung des Scotus Erigena heißt es:

„Das Gesicht ist nämlich ein gewisses Licht, das zuerst aus dem Feuer des Herzens entsteht, sodann zum Haupte hinaufsteigt, von wo es sich zum Auge fortpflanzt, um im schnellen Flug gleich Sonnenstrahlen hervorzuspringen."

Der Grundgedanke dieser Auffassung besteht darin, daß alle Dinge von Körper, Geist und Psyche, von Innenwelt und Außenwelt so gesehen werden, daß sie wechselseitig voneinander abhängen und einander durchdringen. Vielleicht ist die Natur nicht nur gescheiter, als wir denken, sie wird wahrscheinlich gescheiter sein, als wir zu denken in der Lage sind.

Das harmonische Zusammenspiel zwischen Körper, Innenwelt und Außenwelt als Urphänomen des Sehens wird in der modernen Interpretation auf den rein physikalischen Ablauf des Sehvorgangs reduziert. Aus diesem Aspekt wird die Gesamtnatur des Zusammenspiels des inneren und äußeren Sehens nicht klar. Aus dem reduzierten, eindimensionalen Denken wird das Sehen als bloße Reprotechnik der Augen beschrieben. So heißt es beispielsweise in einem Farblehrbuch über die Arbeitsweise des Sehorgans:

„Das Sehorgan arbeitet wie ein Computer-System. Das Auge ist dabei die Eingabe-Einheit, das Gehirn das Rechenwerk. Die Farbempfindung ist das Ausgabeprodukt. Die Energiestrahlen des Farbreizes sind keine Farben, sondern Informationsübermittler. Man kann sie vergleichen mit einem Lochstreifen oder einem Magnetband."

Es gehört sicher zur Allgemeinbildung, den physikalischen Ablauf des Sehvorgangs und die unterschiedlichen Ansichten über Licht und Farbe zu kennen; allerdings muß man sich bewußt sein, daß es sich dabei um Detailwissen handelt. Wir sollten nicht den Fehler begehen zu glauben, daß die exakte Kenntnis eines physikalischen Details schon das Wissen über den Kern der Dinge ist, den wir womöglich nie erfahren werden, weil unser Bewußtsein zu beschränkt ist, um ihn erfahren zu können. Es werden weiter Bibliotheken mit Fachbüchern über die physikalische Optik in der Nachfolge Newtons gefüllt werden, es wird uns aber die Lektüre über physikalische Optik das tiefempfindbare Wissen – Goethe nennt es das kosmische Bewußtsein – der Identität des Menschen mit der Farbe nicht herbeizaubern.

Die Wesensphilosophie der Farben läßt sich in Goethes Farbenlehre nicht bloß als quantitativ-mechanistische Auffassung sehen, sondern viel weiter führender als eine qualitative Auffassung der Naturkräfte.

„Auf alles, was ich als Poet geleistet habe", sagte er, „bilde ich mir gar nichts ein. Es haben treffliche Dichter mit mir gelebt, es lebten noch trefflichere vor mir, und es werden ihrer nach mir sein. Daß ich aber in meinem Jahrhundert in der schwierigen Wissenschaft der Farbenlehre der einzige bin, der das Rechte weiß, darauf tue ich mir etwas zugute, und ich habe daher ein Bewußtsein der Superiorität über viele."

Erst heute, wo man vom Ende des Newtonschen Zeitalters spricht, wird Goethes kosmisches Bewußtsein erfaßbar. Die Ausgangsposition Goethes war eine prinzipiell andere als die der physikalischen Optik Newtons. Dieser zerlegte das Licht und wies nach, daß weißes Sonnenlicht mit Hilfe eines dreikantigen Prismas in die Farben des Spektrums aufgeteilt werden kann. Durch einen Spalt tritt Sonnenlicht ein und trifft auf das Prisma, in dem der weiße Lichtstrahl in die Spektralfarben zerlegt wird. Auf einem Schirm kann man diesen aufgefächerten Lichtstrahl auffangen und erhält das spektralfarbige Band. Von Rot über Orange, Gelb, Grün, Blau bis Violett breitet sich ein stetiges, zusammenhängendes Farbband aus. Sammelt man dieses Farbband mit einer Sammellinse, so erhält man auf einem zweiten Schirm durch Addition der Farben wieder weißes Licht. Das Farbband ist durch Brechung entstanden. Wenn man das Spektralband in zwei Teile teilt, z. B. Rot-Orange-Gelb und Grün-Blau-Violett, und man sammelt jede dieser beiden Gruppen mit Sammellinsen, so erhält man zwei Mischfarben, die, zusammengemischt, Weiß ergeben.

Goethe hingegen beobachtete, durch das Prisma sehend, Formen und Grenzen an den Formen, farbige Schatten und insbesondere farbige Grenzen zwischen Schwarz und Weiß. Während Newton mit der Zerlegung des Lichts den Weg für die quantitativen Bestimmungen und die physikalische Optik freilegte, kam es Goethe entscheidend auf die qualitative Seite der Phänomene, auf das konkret Sinnenhafte der „farbigen" Farbe an. Für Goethe ist der objektive physikalische und der subjektive Aufbau der Farbenwelt völlig *konform,* er sagte, unsere Augen übermitteln uns objektive Tatbestände, und das Auge ist ein Organ, in dem sich die Natur in ihrer Wahrheit selbst spiegelt. Wenn Goethe den Zusammenhang zwischen Licht und Farbe beschreibt, sucht er die Bedingung, die zum Licht hinzutreten muß, um Farbe entstehen zu lassen:

„Das Licht ist das einfachste, unzerlegteste, homogenste Wesen, das wir kennen."

Vereinfacht könnte man sagen, daß sich Newton mit der Frage beschäftigte, wie die Farbe *aus* dem Licht entsteht, während

Goethe untersuchte, wie die Farbe *am* Licht entsteht.
Mit Newtons Erkenntnissen über die physikalische Optik konnte man Fernrohre bauen, mit Goethes Farbenlehre nicht. Heute, am Ende des Newtonschen Zeitalters, gewinnen Goethes Beobachtungen vor allem in der Physik Bedeutung. Werner Heisenberg sagte dazu:
„Der Kampf Goethes gegen die physikalische Farbenlehre muß auf einer erweiterten Front auch heute noch ausgetragen werden."
Das quantitative Denken in Meßbarem, Zählbarem, Wiegbarem und Zerlegbarem brachte der Naturwissenschaft die scheinbare Gewißheit, die ganze Natur sei von erfaßbaren Gesetzen regiert. Man sah die Welt durch Newtons Brille. Die entscheidende Wende setzte ein, als die Naturwissenschaft die Welt der subatomaren Physik zu erforschen begann und annahm, daß die alten Newtonschen Gesetze oder etwas ihnen Ähnliches auf die Protonen, Neutronen und Elektronen anwendbar seien. Aber das war nicht so, und der Schock der Quantenrevolution brachte die althergebrachten physikalischen Regeln zum Einsturz. Heisenberg drückte dies so aus:
„Wir können diese Bausteine der Materie, die wir ursprünglich für die objektive Realität hielten, gar nicht mehr „an sich" betrachten. Das ist so, weil sie allen Formen objektiver Lokalisation in Raum und Zeit trotzen."
Man mußte feststellen, daß ein Elementarteilchen keine unabhängig existierende unanalysierbare Einheit ist, sondern im Grunde ein großes System von Beziehungen, die sich von innen nach außen und von außen nach innen auf alle Dinge erstrecken. Mit diesem großen System von Beziehungen sollte man Goethes Wissen über die Farben und ihre Naturgesetzlichkeiten vergleichen, da sein Denken nicht Grenzen schafft, sondern die anscheinende Begrenzung der Dinge in einen großen Zusammenhang stellt.
Schulkinder lernen Newtons physikalische Optik, sie lernen, wie Sehzäpfchen und Sehstäbchen im Auge funktionieren, sie erfahren, daß das Auge wie ein Computer arbeitet. Die dritte Dimension des Sehens und die Naturgesetzlichkeit der Farbenlehre sollte ihnen nicht vorenthalten, die sinnliche Weltansicht Goethes nicht unterschlagen werden. Seinen Widersacher Newton kritisierend, könnte man Goethes Worte in taube Pädagogenohren senken:
„Hier werden nicht willkürliche Zeichen, Buchstaben und was sonst noch belieben möchte, statt der Erscheinungen hingestellt; hier werden nicht Redensarten überliefert, die man hundertmal wiederholen kann, ohne dabei zu denken, noch jemanden etwas dadurch denken zu machen; sondern es ist von Erscheinungen die Rede, die man vor den Augen des Leibes und des Geistes gegenwärtig haben muß, um ihre Abkunft, ihre Herleitung sich und anderen mit Klarheit entwickeln zu können."

3. Kapitel

Drei Farben, Gelb, Rot und Blau, gibt es bekanntlich nur

Unsere Augen sind nicht nur Empfänger von Farbbotschaften, sie selbst tragen Farbe in sich. Aus den drei Urfarben Violettblau, Grün und Orangerot stellen die Augen alle Farben beim Sehen her. In die Netzhaut des Auges eingebettet liegen Sehzellen, sie arbeiten wie Quantensammler und -verteiler, um Licht und Schatten, Helligkeit und Dunkelheit zu ordnen. Wenn wir davon ausgehen, daß wir Farben nicht nur sehen, sondern auch Farben in uns haben, so *haben* wir nicht nur Farben, wir *sind* auch Farben. Ebensowenig, wie wir sagen können, daß unsere Organe uns gehören, wie ein materieller Besitz uns gehört, so sind wir auch selbst Organ. Mein Herz, meine Lunge, mein Arm, meine Hand, *gehören* nicht nur mir, sie *sind* auch Ich.

Es bedarf keiner trickreichen Versuche mit optischen Instrumenten, um die Farben in unseren Augen zu sehen. Denken wir einmal an die prächtigen Farbenspiele, die wir mit geschlossenen Augen sehen können. Wir betrachten eine grüne Wiese bei Sonnenlicht, schließen die Augen, und nun treten in unseren Augen unendlich schöne Farbenspiele auf. Das Auge bildet die Komplementärfarbe von Grün, das Rot, vielleicht wird es ein wenig überspielt von einem prachtvollen Violett, das langsam sein komplementäres Gelb heraufzieht. Es muß nicht unbedingt der Lichtreiz vorausgegangen sein, wenn wir die farbigen Nachbilder in unserem Auge sehen. Wenn man in einem dunklen Zimmer die Augen schließt und mit den Fingerspitzen einen sanften Druck auf die Augen ausübt, so entstehen ebenfalls farbenprächtige Figuren, die an unserem Auge vorüberziehen. An unserem Auge vorüberziehen? Ist es nicht so, daß wir mit Bewußtsein *in* unseren Augen etwas sehen? Denn mit geschlossenen Augen schauen wir nicht hinaus in die Welt, vielmehr sehen wir in uns hinein und betrachten in den Farbbildern Naturgesetzlichkeiten der Farbharmonie, die unser Auge im Inneren dem Bewußtsein zeigt. Wenn Goethe sagt, unser Auge sei ein Organ, in dem sich die Natur selbst in ihrer Wahrheit spiegelt, so sind die farbigen Nachbilder, die unser Bewußtsein im Auge sieht, auch hierfür ein Beispiel. Denn immer werden wir im Hellen wie im Dunkeln Farbpaare sehen, die dem Spektrum des Komplentärgesetzes folgen. Abhängig vom vorausgegangenen Reiz auf das Auge, sei es durch Licht oder durch leichten Druck, werden sich in Helligkeit oder Farbdunkelheit die Farbpaare zeigen. Arthur Schopenhauer sagt über die teilende und verteilende Tätigkeit der Netzhaut in seiner Abhandlung „Über das Sehn und die Farben“: „Die Farbe ist die qualitativ geteilte Tätigkeit der Retina [Netzhaut]. Die Verschiedenheit der Farben ist das Resultat der Verschiedenheit der qualitativen Hälften, in welche diese Tätigkeit auseinandergehen kann, und ihres Verhältnisses zueinander. Gleich können diese Hälften nur einmal sein, und dann stellen sie das wahre Rot und das vollkommene

Grün dar. Ungleich können sie in unzähligen Verhältnissen sein, und daher ist die Zahl der möglichen Farben unendlich. Jeder Farbe wird, nach ihrer Erscheinung, ihr im Auge zurückbleibendes Komplement zur vollen Tätigkeit der Retina, als physiologisches Spektrum, nachfolgen."

Seit die Menschheit besteht, wurde über die Phänomene der Farben diskutiert, und stets befindet sich die Geschichte der Farbenlehre im Gefolge der Philosophie, der Mathematik, der Physik, der Tonlehre, der naturwissenschaftlichen Beobachtung, der Kunstbetrachtung, der Astronomie und Astrologie, der Mystik und Esoterik. Alles Wissen über die Farben entspringt dem Leben und der aufmerksamen Betrachtung der Naturerscheinungen. Die wachsame Aufmerksamkeit gegenüber der Natur, die wir von den Griechen kennen, führt uns in die Bereiche der Poesie, der Naturgewalt der Götter und der Elemente, die sie regieren. Es sind Feuer, Wasser, Luft und Erde, die Naturgewalten, in ihrer grenzenlosen Vielgestalt der Farbigkeit beschrieben: Feuer wie Rauch, Wasser und das hieraus entspringende junge Grün, Luft und die Trübe des Nebeligen, Erde, die Mutter des Lebens, Hervorbringerin des Farbigen. Die Erscheinungen der Farben vermittelt Aristoteles zwischen Natur und Begriff, zwischen Natur und Idee, zwischen Begriff und Idee, schließlich zwischen Mensch und Natur. Mit geradezu heiliger Scheu nähert sich Plato der Natur, für ihn ist Farbe sein viertes Empfindbares. Er kannte den Hauptpunkt der Licht- und Schattenlehre, und er sagt uns die Gesetze des Anziehens, des Verdichtens und des Auflösens der Farben in Licht und Schatten.

Die Grunderkenntnis, daß es nur drei Farben gibt, aus denen alle anderen Farben entstehen und erwachsen, war auch den Griechen bekannt. Das GELBE, das BLAUE und das ROTE. Das Gelbe, so sagten sie, entspringe dem Licht; das Blaue und das Schwarze bei Mitwirkung der Finsternis; das Rote als Farbe der Verdichtung, Beschattung. Gelb, Blau und Rot sind die elementaren Grundsäulen aller Farben, alle Farbenlehren und alle Theorien über Farben bauen auf diesen drei Farben auf, wobei Schwarz und Weiß in einer Funktion wie Licht und Schatten hinzukommen.

Es gibt in der Literatur über Farben kaum ein schöneres Dokument über diese drei Farben, als das, was der Maler Philipp Otto Runge in einem Brief an Goethe festgehalten hat. Runge (1777–1810) war der Schöpfer einer sehr sinnreich gedachten Farbkugel, auf welcher er, dem Farbenkreis folgend, die feinsten Nuancierungen der Farben in ihrer Bewegung vom Hellen ins Dunkle, vom Schwarzen zum Weißen in unmerklich zarten Übergängen darstellte. Jede Farbe hat hier einen Punkt der größten Reinheit und Freiheit, positioniert am Äquator der Farbkugel, vom schwarzen und weißen Pol gleich weit entfernt. So führt hier das Rot, nach der einen Seite hin, ganz allmählich ins Orange, dieses ins Gelb, das Gelb ins Grün, das Grün ins Blau, welches zum Violett hinübergeht und zum Rot zurückkehrt. Auf der Linie des Äquators zeigen sich auf Runges Farbenkugel die Farben in voller Energie, verlieren diese Energie zum schwarzen Pol hin durch Verdunklung und zum weißen Pol hin durch Verblassung.

Philipp Otto Runge an Goethe

Wolgast, den 3. Juli 1806

Nach einer kleinen Wanderung, die ich durch unsere anmutige Insel Rügen gemacht hatte, wo der stille Ernst des Meeres von den freundlichen Halbinseln und Tälern, Hügeln und Felsen auf mannigfaltige Art unterbrochen wird, fand ich zu dem freundlichen Willkommen der Meinigen auch noch Ihren werten Brief, und es ist eine große Beruhigung für mich, meinen herzlichen Wunsch in Erfüllung gehen zu sehen, daß meine Arbeiten doch auf irgendeine Art ansprechen möchten...

Es ist ein sehr natürlicher Gedanke für einen Maler, wenn er zu wissen begehrt, indem er eine schöne Gegend sieht oder auf irgendeine Art von einem Effekt in der Natur angesprochen wird, aus welchen Stoffen gemischt dieser Effekt wiederzugeben wäre? Dies hat mich wenigstens angetrieben, die Eigenheiten der Farben zu studieren, und ob es möglich wäre, so tief einzudringen in ihre Kräfte, damit es mir deutlicher würde, was sie leisten, oder was durch sie gewirkt wird, und was auf sie wirkt. – Ich hoffe, daß Sie mit Schonung einen Versuch ansehen, den ich bloß aufschreibe, um Ihnen meine Ansicht deutlich zu machen, die, wie ich doch glaube, sich praktisch nur ganz auszusprechen vermag...

1. Drei Farben, Gelb, Rot und Blau, gibt es bekanntlich nur. Wenn wir diese in ihrer ganzen Kraft annehmen und stellen sie uns als in einem Zirkel begrenzt vor,

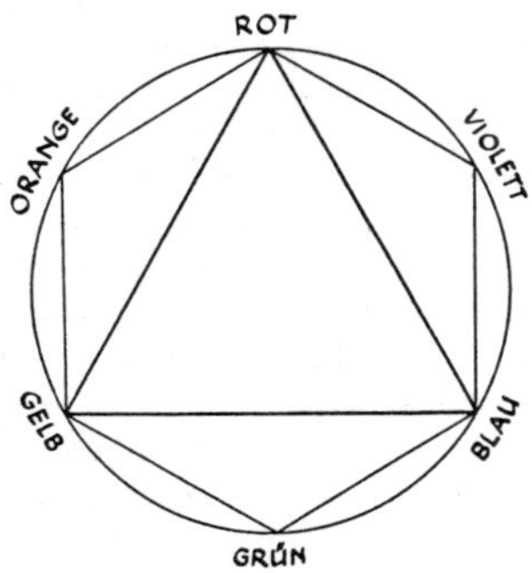

so bilden sich aus diesen drei (Farben) Übergänge, *Orange, Violett* und *Grün* (ich heiße alles Orange, was zwischen Gelb und Rot fällt, oder was vom Gelb aus sich nach dem Roten, oder umgekehrt, hinneigt) und diese sind in ihrer mittleren Stellung am brillantesten und die reinen Mischungen der Farben.

2. Wenn man sich ein bläuliches Orange, ein rötliches Grün, ein gelbliches Violett denken will, so wird einem zumute, wie bei einem südwestlichen Nordwinde usw. Wie sich aber ein warmes Violett und ähnliche Natureffekte erklären lassen, werden wir im Verfolge vielleicht sehen.

3. Zwei reine Farben wie Gelb und Rot geben eine reine Mischung: Orange. Wenn man aber zu solcher Blau mischt, so wird sie beschmutzt, also, daß wenn es zu gleichen Teilen geschieht, alle Farbe in ein unscheinendes Grau aufgehoben ist. – Wenn die drei reinen Farben sich einander aufheben in Grau, so tun die drei Mischungen, Orange, Violett und Grün, dasselbe in ihrer mittleren Stellung, weil die drei Farben wieder gleich stark darin sind. Wie nun in diesem ganzen Kreise nur die reinen Übergänge der drei Farben liegen und sie durch Mischung aller nur den Zusatz von Grau erhalten, so liegt außer ihnen zur größeren Vervielfältigung noch Weiß und Schwarz.

4. Weiß macht durch seine Beimischung alle Farben matter, und wenn sie gleich heller werden, so verlieren sie doch Klarheit und Feuer.

5. Schwarz macht alle Farben schmutzig und wenn es solche gleich dunkler macht, so verlieren sie doch ebensowohl ihre Reinheit und Klarheit.

6. Weiß und Schwarz miteinander gemischt gibt Grau.

7. Wir finden jedoch bald, daß in dem Umfang der drei Farben nebst Weiß und Schwarz der durch unsere Augen empfundene Eindruck der Natur in seinen Elementen nicht erschöpft ist. Da Weiß die Farben matt, und Schwarz sie schmutzig macht, werden wir daher geneigt, noch außer diesen ein Hell und Dunkel anzunehmen. Die folgenden Betrachtungen werden uns zeigen, inwiefern sich hieran zu halten ist.

8. Es ist in der Natur außer dem bisher angedeuteten Unterschied von Heller und Dunkler in den reinen Farben noch ein andrer wichtiger und auffallender. Wenn wir z. B. in einer Helligkeit und Reinheit rotes Tuch, Papier, Taft, Atlas oder Sammet, das Rote des Abendrots, oder rotes durchsichtiges Glas nehmen, so ist in diesem allen noch ein Unterschied, der in der Durchsichtigkeit oder Undurchsichtigkeit der Materie liegt.

9. Wenn wir die undurchsichtigen drei Farben, Rot, Blau und Gelb, zusammenmischen, so entsteht ein Grau, welches ebenso aus Weiß und Schwarz gemischt werden kann.

10. Mischt man die drei Farben durchsichtig also, daß keine überwiegend ist, so erhält man eine Dunkelheit, die durch keine von den andern Teilen hervorgebracht werden kann.

11. Weiß sowohl als Schwarz sind beide undurchsichtig oder körperlich. Man darf sich an den Ausdruck: weißes Glas, nicht stoßen, womit man klares meint. Weißes Wasser wird man sich nicht denken können, das rein ist, so wenig wie klare Milch. Wenn das Schwarze bloß dunkel machte, so könnte es wohl klar sein, da es aber schmutzt, so kann es solches nicht.

12. Die undurchsichtigen Farben stehen zwischen dem Weißen und Schwarzen; sie können nie so hell wie Weiß und nie so dunkel wie Schwarz sein.

13. Die durchsichtigen Farben sind in ihrer Erleuchtung wie in ihrer Dunkelheit grenzenlos, wie Feuer und Wasser als ihre Höhe und ihre Tiefe angesehen werden können.

14. Das Produkt der drei undurchsichtigen Farben, Grau, kann durch das Licht nicht wieder zu einer Reinheit kommen, noch durch eine Mischung dazu gebracht werden; es verbleicht entweder zu Weiß, oder verkohlt sich zu Schwarz.

15. Drei Stücke Glas von den drei reinen durchsichtigen Farben würden aufeinandergelegt eine Dunkelheit hervorbringen, die tiefer wäre, als jede Farbe einzeln. Nämlich so: Drei durchsichtige Farben zusammen geben eine farblose Dunkelheit, die tiefer ist, als irgendeine von den Farben. Gelb ist z. B. die hellste und leuchtendste unter den drei Farben, und doch, wenn man zu ganz dunklem Violett so viel Gelb mischt, bis sie sich einander aufheben, so ist die Dunkelheit in hohem Grade verstärkt.

16. Wenn man ein dunkles durchsichtiges Glas, wie es allenfalls bei den optischen Gläsern ist, nimmt, und von der halben Dicke eine polierte Steinkohle, und legt beide auf einen weißen Grund, so wird das Glas heller erscheinen; verdoppelt man aber beide, so muß die Steinkohle stille stehen, wegen der Undurchsichtigkeit; das Glas wird aber bis ins Unendliche sich verdunkeln, obwohl zuletzt für unsre Augen nicht mehr sichtbar. Eine solche Dunkelheit können ebensowohl auch die einzelnen durchsichtigen Farben erreichen, so daß Schwarz dagegen nur wie ein schmutziger Fleck erscheint.

17. Wenn wir ein durchsichtiges Produkt der drei durchsichtigen Farben verdünnen und Licht durchscheinen lassen, so wird es auch eine Art Grau geben, die aber sehr verschieden von der Mischung der drei undurchsichtigen Farben sein wird.

18. Die Helligkeit an einem klaren Himmel bei Sonnenaufgang dicht um die Sonne herum, oder von der Sonne her, kann so große sein, daß wir sie kaum ertragen können. Wenn wir nun von dieser dort vorkommenden farblosen Klarheit, als einem Produkt von den drei Farben, auf diese schließen wollten, so würden diese so hell sein müssen, und so sehr über unsre Kräfte weggerückt, daß sie für uns dasselbe Geheimnis bleiben, wie die in die Dunkelheit versunkenen.

19. Nun merken wir aber auch, daß die Helligkeit oder Dunkelheit nicht in den Vergleich oder das Verhältnis zu den durchsichtigen Farben zu setzen sei, wie Schwarz und Weiß zu den undurchsichtigen. Sie ist vielmehr *eine* Eigenschaft und eins mit der Klarheit und mit der Farbe. Man stelle sich einen reinen Rubin vor, so dick oder so dünn man will, so ist das Rot eins und dasselbe, und ist also nur ein durchsichtiges Rot, welches hell oder dunkel wird, je nachdem es vom Licht erweckt oder verlassen wird ...

20. Das Verhältnis des Lichts zur durchsichtigen Farbe ist, wenn man sich darin vertieft, unendlich reizend, und das Entzünden der Farben und das Verschwimmen ineinander und Wiederentstehen und Verschwinden ist wie das Odemholen in großen Pausen von Ewigkeit zu Ewigkeit, vom höchsten Licht bis in die einsame und ewige Stille in den allertiefsten Tönen.

21. Die undurchsichtigen Farben stehen wie Erdenblumen dagegen, die es nicht wagen, sich mit dem Himmel zu messen, und doch mit der Schwachheit von der einen Seite, dem Weißen und dem Bösen, dem Schwarzen, von der andern zu tun haben.

22. Diese sind aber grade fähig, wenn sie sich nicht mit Weiß noch Schwarz vermischen, sondern dünn darüber gezogen werden, so anmutige Variationen und so natürliche Effekte hervorzubringen, daß sich an ihnen grade der praktische Gebrauch der Ideen halten muß, und die durchsichtigen am Ende nur wie Geister ihr Spiel darüber haben, und nur dienen, um sie zu heben und zu erhöhen in ihrer Kraft.

Der feste Glaube an eine bestimmte geistige Verbindung in den Elementen kann dem Maler zuletzt einen Trost und eine Heiterkeit mitteilen, die er auf keine andre Art zu erlangen im Stande ist ...

Ich kann mich hier nicht über die Praktik ausbreiten, weil es erstlich zu weitläuftig wäre, auch ich bloß im Sinne gehabt habe, Ihnen den Standpunkt zu zeigen, von welchem aus ich die Farben betrachte; ich will es auch gerne zugeben, daß noch viel Hinkendes darin ist; Sie werden dann wenigstens mein Bestreben daraus erkennen, und ich werde mich durch niemand von meiner Bahn abschrekken lassen, welche nach meiner Meinung notwendig eingeschlagen werden muß, um der Dummheit, die in dem Technischen der Malerei jetzt existiert, von innen heraus entgegenzuwirken.

4. Kapitel

Der Farbenkreis

Je mehr wir uns mit Farben beschäftigen, desto klarer wird die Bedeutung der Rolle von Rot, Gelb und Blau. Welche Farben Sie auch immer wählen, sei es für ein Kleidungsstück, für Gegenstände des Wohnens, für Make-up und Haarfarbe, immer und überall muß man sich die Frage stellen: *Kommt diese Farbe aus dem Roten, kommt sie aus dem Gelben, oder kommt sie aus dem Blauen?* Ist das Rot ein reines Rot, oder zeigt sich schon das Gelb? Ist im Grün das Gelb noch zu sehen, oder ist es schon dem Blauen zugewandt? Ist im Blau noch Grün zu sehen? Ist im Violett noch das Blau zu sehen, oder schaut schon das Rot heraus? Kommt das Braun aus dem Rot oder aus dem Gelb? Ist das Braun ein abgedunkeltes Rot, ein abgedunkeltes Orange, oder zeigen sich sogar kühle blaue Untertöne? Die Beantwortung der Frage nach der Herkunft der Farbe wird Ihnen helfen, die richtige Entscheidung bei der Wahl der farbigen Gegenstände zu treffen und sie in harmonischen Bezug zu anderen Farben zu bringen.

Ähnlich wie Runges Farbenkreis war auch Goethes Farbenkreis sechsstufig aufgebaut. Den reinen Farben Rot, Gelb und Blau stellt er die Mischfarben Grün, Violett und Orange gegenüber. So finden die vollen Farben ihre harmonische Ergänzung in den ihnen gegenüberstehenden Mischfarben: Grün ist die Mischung aus Gelb und Blau; Orange die aus Rot und Gelb; Violett ist die Mischung aus Rot und Blau.

Die Erweiterung des sechsstufigen Farbenkreises auf zwölf Farben bedeutet keine grundlegende Veränderung. Rot, Gelb und Blau, den „phänomenalen" Grundfarben Goethes, stehen immer die drei Mischfarben Grün, Violett und Orange gegenüber, und die Hinzufügung sechs weiterer Farben bringt die Einfügung der nächsten Nuance innerhalb zweier Farben, im richtigen Verhältnis zur vorhergegangenen und zur kommenden. Der Maler Adolf Hölzel (1853–1934) erweiterte den sechsstufigen Farbenkreis auf zwölf Farben; der sogenannte chromatische Farbenkreis zeigt uns ein Fortschreiten von Farbe zu Farbe, wie man etwa in der Musik von einem Fortschreiten der Halbtöne spricht. Der Halbton Farbe schreitet hier langsam fort, bis er wieder auf einen vollen Ton trifft, und er schreitet auch zurück, bis er auf einen vollen Ton trifft. Wollte man das Spiel der „vollen Töne" Rot, Gelb und Blau im Farbenkreis als ein Spiel auf dem runden Klavier ansehen, so könnte sich die „Musik" über die Halbtöne zu den Volltönen etwa so anhören wie die nachfolgenden Varianten zur Farbe (s. nächste Seite).

Bei diesem Spiel mit den Farben sehen wir, weshalb der Kreis das geeignete Medium ist, das endlose und bruchlose Ineinandergehen der Farben darzustellen. Das Gelb, dem Licht am nächsten, spielt wie der helle Morgen über die Farblichter des Tages zur Nacht, zur dunkelsten Farbe, dem Blauviolett. Die dunkle Nacht spielt wieder hinauf zur Erhellung des Morgens, und der Morgen spielt

1. Variante

ROT spielt zu GELB über *Orange*
GELB spielt zu BLAU über *Grün*
BLAU spielt zu ROT über *Violett*

2. Variante

GELB spielt zu ROT über *Orange*
ROT spielt zu BLAU über *Violett*
BLAU spielt zu GELB über *Grün*

3. Variante: Vom Hellen zum Dunklen

Licht spielt zum Dunkleren:
GELB über *Grün* zum BLAU
Dunkleres spielt zum Helleren:
BLAU über *Violett* zum ROT
Helleres spielt zum Licht:
ROT über *Orange* zum GELB

4. Variante

Licht spielt zum Dunkleren:
GELB über *Orange* zum ROT
Dunkleres spielt zum Dunklen:
ROT über *Violett* zum BLAU
Dunkles spielt zum Licht:
BLAU über *Grün* zum GELB

5. Variante: Der Lauf der Sonne

Vom Osten – ROT –
geht sie zum Süden – GELB
Vom Süden – GELB –
geht sie zum Westen – GRÜN
Vom Westen – GRÜN –
geht sie zum Norden – VIOLETT
Vom Norden – VIOLETT –
geht sie zum Osten – ROT

wieder hinunter zur Nacht. Es gibt keinen Anfang und kein Ende in diesem Rad, es gibt nur innerhalb des Kreises ein Aufsteigen und ein Absteigen der Farben, vom Hellen zum Dunklen, vom Dunklen zum Hellen. Die jeweilige Steigerung beginnt von unten nach oben, aus dem Dunklen ins Helle und von oben nach unten, vom Hellen ins Dunkle. Goethe sagte: „Die Bedingung aber, worunter jede Farbe nur erscheinen kann, ist eine doppelte: sie muß entweder ein Helles vor sich und ein Dunkles hinter sich, oder ein Dunkles vor sich und ein Helles hinter sich haben." So strebt jede Farbe in ihrer Entwicklung weiter; sie geht ihrer Metamorphose entgegen, indem sie die kommende Farbe anzieht und Teile von ihr in sich aufnimmt. Sie kündigt damit die neue Farbe schon an. Sie neigt sich der kommenden Farbe zu, und sie trägt noch die zurückliegende Farbe in sich. So strebt sie in ihrem natürlichen Wunsch nach Veränderung vom Alten weg zum Neuen hin. In der ersten Stufe der Veränderung ist das Alte noch deutlich, in der zweiten Stufe ist die neue, die kommende Farbe schon zu sehen. Die neue Farbe, die dann erscheint, ist gleichsam die Verwandlung. Der Zustand, der jetzt erreicht ist, konnte das Neue werden, nachdem die natürlichen Möglichkeiten, sich zu verändern, behutsam und langsam durchlaufen wurden. Wie Runge so klar zeigt, kann sich eine Farbe nur unter bestimmten Bedingungen zu voller Schönheit entfalten; es wird eben kein bläuliches Orange, rötliches Grün oder gelbliches Violett geben, so wie es nie einen südwestlichen Nordwind geben kann. Wir werden weiter sehen, daß wir in der Naturbetrachtung metamorphische Vorgänge in der Natur auch im Farbenkreis ablesen können, wenn beispielsweise das Blattgrün im Herbst sich zum Gelben, zum Violetten oder zum Roten hin verändert. Wenn wir eine Identität der mensch-

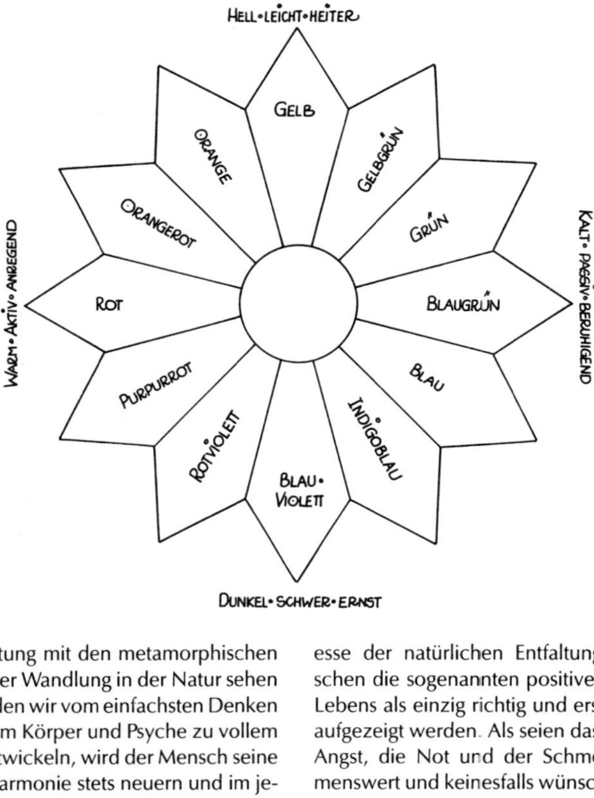

lichen Entfaltung mit den metamorphischen Vorgängen der Wandlung in der Natur sehen wollen, werden wir vom einfachsten Denken ausgehen. Um Körper und Psyche zu vollem Leben zu entwickeln, wird der Mensch seine natürliche Harmonie stets neuern und im jeweiligen *Jetzt* durchleben. Findet er den Einklang nicht, lebt er in Disharmonie, werden Körper und Psyche leiden und krank werden. Auf unser Farbbild übertragen, wird der harmoniegestörte Mensch Runges bläuliches Orange, rötliches Grün oder gelbliches Violett sein. Denken wir daran, daß ein neuer, *schöner* Zustand nur erreicht wird, wenn die natürlichen Möglichkeiten der Veränderung und nicht die unnatürlichen durchlaufen werden. Wobei ich mich in diesem Zusammenhang frage, weshalb so häufig im Interesse der natürlichen Entfaltung des Menschen die sogenannten positiven Seiten des Lebens als einzig richtig und erstrebenswert aufgezeigt werden. Als seien das Leiden, die Angst, die Not und der Schmerz verdammenswert und keinesfalls wünschenswert im Hinblick auf die geistige Entwicklung. Sind sie nicht die Boten metamorphischer Veränderung, führt nicht die Dunkelheit zum Licht? Wie können wir wissen, was Licht ist, wenn wir die Dunkelheit gar nicht kennen und nicht einmal wahrhaben wollen? Wer will uns sagen, ob die Raupe während ihrer Wandlung zur Puppe und von der Puppe zum Schmetterling nicht Schmerz erduldet? C. G. Jung sagte, jeder Übergang von einer Lebensphase in die nächste ist nicht schmerzfrei. Es ist der unterdrückte Schmerz, den wir

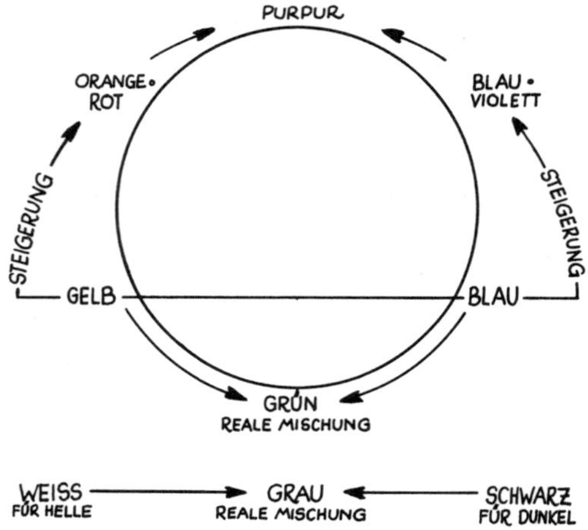

als Disharmonie empfinden, und es ist die Anerkennung der Daseinsberechtigung des Schmerzes, dem wir Harmonie verdanken.

Das Verständnis für die Naturgesetzlichkeit der Farben im Farbenkreis macht uns den Charakter jeder einzelnen Farbe bewußt. Wir werden dabei nicht nur Farben genauer ansehen, sondern auch den Zusammenhang zwischen uns und der Farbe, zwischen Mensch und Natur spüren. Wir bewegen uns nicht außerhalb der Natur als ihr Betrachter, sondern sind ein Teil ihrer selbst.

Das Prinzip der Anziehung, Verdichtung und Auflösung, das Plato beschrieb, ist immer Gesetz geblieben. Es ist ein Gesetz der Physik, ein Prinzip des Dramas, des menschlichen Verhaltens, der Musik. Anschaulich stellt sich dieses Grundgesetz in Naturereignissen dar, beispielsweise im Gewitter: Anziehen, Verdichten, Auflösen. Oder auch bei der Funktion des Herzens, wo die Herzkammern im Blutkreislauf wie Druck- und Saugpumpen wirken. In menschlichen Verhaltensweisen finden wir das Gesetz am Beispiel eines handfesten Streits: Der Streit kommt erst langsam in Gang (Anziehen), denn es muß ein Anlaß da sein. Nun ballt sich alles zum Donnerwetter zusammen (Verdichten), und schließlich klingt der Höhepunkt der Auseinandersetzung aus (Auflösen). Die stets wirkungsvolle Grundstruktur des Dramas und auch des Lustspiels, der Oper oder der Operette geht ebenfalls nach dem Gesetz der Anziehung, der Verdichtung und der Auflösung vor. Was wäre das schönste Happy-end wert, hätte es zuvor nicht große Turbulenzen – Anziehung, Verdichtung – gegeben?

Die Naturgesetzmäßigkeit des sich Steigernden und Entladenden können wir an der Entwicklung der Farben Rot, Gelb und Blau innerhalb des Farbenkreises *ansehen* und damit die Gesetzmäßigkeit aus der abstrakten Theorie herausnehmen. Die vorsichtige Steigerung des Gelben und des Blauen ins Rote, vom Roten zum Gelben ins Blaue führt uns gleichsam durch die Farben der Jahreszeiten: Die warmen Farben beginnen im Frühling mit Rot, führen in den Sommer hin-

Das Farbenjahr

Frühling

ROT spielt zu GELB über ORANGE

Beginn	Entwicklung	Veränderung
ROT	KARDINALFARBE	Zum GELBEN
ROT nimmt GELB auf	Anziehung	ORANGEROT
ORANGEROT nimmt weiter GELB auf	Verdichtung	ORANGE

Sommer

GELB spielt zu BLAU über GRÜN

Beginn	Entwicklung	Veränderung
GELB	KARDINALFARBE	Zum BLAUEN
GELB nimmt BLAU auf	Anziehung	GELBGRÜN
GELBGRÜN nimmt weiter BLAU auf	Verdichtung	GRÜN

Herbst

GELB und BLAU (= GRÜN) spielen zu ROT

Beginn	Entwicklung	Veränderung
GRÜN zieht BLAU an	Anziehung	BLAUGRÜN
BLAUGRÜN nimmt weiter BLAU auf	Verdichtung	BLAU
INDIGOBLAU	KARDINALFARBE	zum ROT

Winter

BLAU spielt zu ROT über VIOLETT

Beginn	Entwicklung	Veränderung
INDIGOBLAU nimmt ROT auf	Anziehung	BLAUVIOLETT
BLAUVIOLETT nimmt weiter ROT auf	Verdichtung	ROTVIOLETT
ROTVIOLETT nimmt weiter ROT auf	steigernd zum ROT	PURPURROT

ein zum Gelb, über das Gelbgrün in die Farben des Herbstes zu den kalten dunklen Farben des Winters. Gelb ist die Farbe am Licht, Blau ist die Farbe am Dunkel. Gelb und Blau steigern sich zum höchsten Purpur ins Rot.

Die Farbwerte im Farbenkreis

Wir wissen, daß jede Farbe Charakter und somit eine unterschiedliche Wirkung hat. In unserem Farbenkreis sind die einzelnen Farben in ihren hellsten, in ihren mittleren und ihren dunklen Werten dargestellt. Wir sehen an der „Farbe in der Farbe", wie unterschiedlich die Wirkung der einzelnen Nuancen ist. Das Charakteristische einer Nuance kommt durch Aufhellung oder Verdunklung zustande. Die hellste Aufhellung zeigt uns die Pastellfarbe, im Mittelwert erreicht die Farbe ihren intensivsten und reinsten Ausdruck, und in den dunklen Werten erkennen wir noch das Charakteristische jeder einzelnen Farbe. Selbst in der verdunkelten Farbe sehen wir, ob sie dem Roten, dem Gelben oder dem Blauen entstammt.

Während uns die sanfte Version der einzelnen Farbe, der Pastellton, passiv erscheint, entwickelt sich die Farbe mit zunehmender Intensität zu immer größerer Aktivität. In

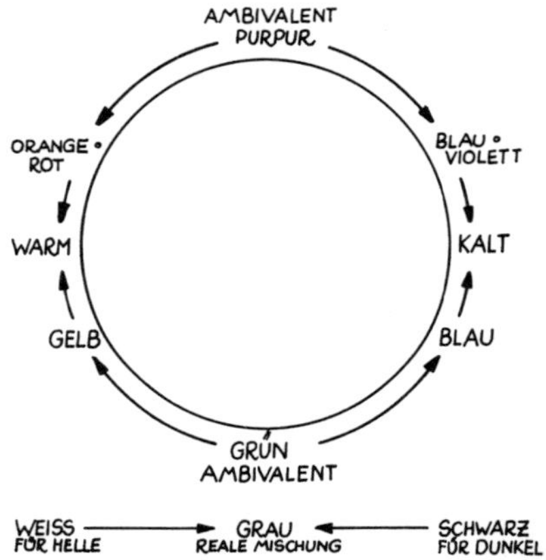

ihrem mittleren Wert erreicht sie ihre höchste Energie. In der weiteren Verdunklung strebt sie wieder einer Passivität entgegen, die jedoch einen ganz unterschiedlichen Charakter im Vergleich zur Passivität des Pastelltons hat. Die Pastellfarbe hat stets etwas Erwartungsvolles, man könnte sagen, sie sieht ihrer Steigerung entgegen. Die Passivität der verdunkelten Farbe hat etwas Befriedetes, Beruhigtes, es fehlt das Erwartungsvolle, und es fehlt auch die energische Kraft, welche die Farbe in ihren gesteigerten Werten zeigt.

Die Farben und ihre Wirkung in den gesteigerten Werten

ROT	warm, kraftvoll, energiegeladen, auffallend
ORANGEROT	warm, dynamisch, aufflammend, aktiv
ORANGE	warm, stimulierend, aufgeschlossen, vordringend
GELB	warm, leicht, heiter, anregend, nahe, kommunikativ
GELBGRÜN	warm, positiv, einladend, freundlich
GRÜN	ambivalent, weder kalt noch warm, ruhig, naturbezogen
BLAUGRÜN	kühl, frisch, klar, fern
BLAU	kühl, distanziert, sich entfernend, ruhig
INDIGOBLAU	kühl, gesetzt, zurückhaltend, diskret
BLAUVIOLETT	kühl, ernst, androgyn, mystisch
ROTVIOLETT	kühl, geheimnisvoll, melancholisch
PURPURROT	ambivalent, weder kalt noch warm, prunkvoll, distanzierend

5. Kapitel

Gleiches erkennt Gleiches

Die graduelle Auffächerung der einzelnen Farben im Farbenkreis zeigt uns die Nuancen jeder Farbe von ihren hellen bis zu ihren dunklen Werten. Wenn wir uns mit der Frage beschäftigen, welche Farben gut miteinander harmonieren und wie wir ihre optimale Wirkung fördern und nicht stören, gehen wir natürlich von dem Gedanken aus, daß keine Farbe für sich alleine dasteht. Die Farbe befindet sich immer in einem Umfeld, in einer Korrespondenz zu Form, Licht und Material. Die Vielfalt der Zusammenhänge ist groß und könnte einen verwirren, wenn man nicht versuchte, Schritt für Schritt dem Elementaren jeder Erscheinung nachzuspüren.

Eine goldene Regel, Farbharmonien zu schaffen, läßt sich auf den Lehrsatz des altgriechischen Philosophen Pythagoras zurückführen: *Gleiches erkennt Gleiches*. Nehmen wir von einer beliebigen Farbe des Farbenkreises die hellste, die dunklere und die dunkelste Version, so werden diese drei Farben vorzüglich miteinander kombinierbar sein, sei es in der Kleidung oder bei der Wohnungseinrichtung. Davon ausgehend, daß in einer Farbe entweder das Rot, das Gelb oder das Blau fortwirkt, sei es in der hellen oder in der dunklen Form, harmoniert deshalb die „Farbe in der Farbe", weil Gleiches einander erkennt. Sehen wir uns zum Beispiel das Gelb an. Eine pastellgelbe Bluse (hellste Version) würde ausgezeichnet zu einem gelboliven Rock (dunkle Version) oder zu einer gelbbraunen Hose (dunkelste Version) passen. Ein sehr blasses Indigoblau (hellste Version) als Bezugsstoff eines Lehnstuhls sähe sicher sehr hübsch auf einem tief indigoblauen Teppich aus. Auf einem grasgrünen Tischtuch wirkt Geschirr in hellem Gelbgrün sicher sehr frisch und harmonisch. Dabei wird immer vorausgesetzt, daß sich die Farbe ganz klar und eindeutig in ihrem Ton bewegt. An diesem Beispiel sehen wir auch, daß es gar nicht so einfach ist, Farben Ton-in-Ton zusammenzustellen und gerade diese Zusammenstellung einen sicheren Blick für den Gehalt der Farbe erfordert. Rutscht das Grün nur ein wenig ins Blaue, zieht das Violett ins Rote, oder das Rote ins Gelbe, dann bedarf es nur wenig, und die Ton-in-Ton-Harmonie ist gestört.

In der folgenden Tabelle sind zu jeder Farbe des Farbenkreises jeweils vier Farbwerte aufgeführt, vom hellsten bis zum dunkelsten Ton. Sehen Sie sich, während Sie die Bezeichnungen der Farben lesen, auch die Farben im Farbenkreis an. Denn der Begriff und die Betrachtung des lebendigen Farbbildes wird Ihnen helfen, die Wertigkeit der Farbe besser zu verstehen.

Farbe	**Ton in Ton: Gleiches erkennt Gleiches**	**Farbe**	**Ton in Ton: Gleiches erkennt Gleiches**
ROT	FLAMINGOROSÉ WASSERMELONENROSÉ ROT KIRSCHROT ROTBRAUN	BLAUGRÜN	MINTGRÜN WALDMEISTER BLAUGRÜN SMARAGDGRÜN TANNENGRÜN
ORANGEROT	PFIRSICHROSÉ LACHSROT ORANGEROT DUNKLES TOMATENROT ROSTBRAUN	BLAU	EISBLAU TÜRKISBLAU BLAU PREUSSISCHBLAU PETROLBLAU
ORANGE	APRIKOSENROSÉ KORALLE ORANGE ZIMTBRAUN KASTANIENBRAUN	INDIGOBLAU	HIMMELBLAU VERGISSMEINNICHT INDIGOBLAU MARINEBLAU SCHWARZBLAU
GELB	VANILLE HELLGELB GELB GELBOLIV GELBBRAUN	BLAUVIOLETT	LAVENDEL VIOLETT BLAUVIOLETT PFLAUMENVIOLETT HEIDELBEERVIOLETT
GELBGRÜN	LINDGRÜN MAIGRÜN GELBGRÜN PISTAZIENOLIV AVOCADOOLIV	ROTVIOLETT	FLIEDER AMETHYST ROTVIOLETT BROMBEER AUBERGINE
GRÜN	HELLGRÜN ERBSENGRÜN GRÜN BLATTGRÜN DUNKELGRÜN	PURPURROT	PFIRSICHBLÜT HIMBEERROSÉ PURPURROT RUBINROT BORDEAUX

In welchen Farben steckt Rot, Gelb oder Blau?

Wenn wir Farben miteinander kombinieren und sie uns unter dem Gesichtspunkt *Gleiches erkennt Gleiches* ansehen, werden wir eine ideale Verbindung zwischen zwei Farben herstellen, wenn wir in beiden Farben die Verwandtschaft zueinander richtig erkennen. So mag im Beige Blau, Gelb oder Rot enthalten sein. Die richtige Kombination mit dem jeweiligen Beige besteht darin, zu erkennen, welche Farbe darin tonangebend ist, um es entweder mit Blau, Gelb oder Rot zu beleben. Wenn man das Blau, das Gelb oder das Rot im Beige erkannt hat, wird die Farbe, mit der das Beige kombiniert wird, sowohl das Beige lebendig erscheinen lassen als auch die Farbe, die man dem Beige an die Seite stellt. Manchmal ist man nicht sicher, welche der drei Grundfarben in einer Farbe steckt; hier hilft nur der Farbvergleich. Legen Sie neben die Farbe, deren Charakter Sie nicht sicher bestimmen können, entweder Rot oder Gelb oder Blau. Oder eine Farbe, in der eine dieser Grundfarben deutlich enthalten ist. Nun werden Sie sehen, wie die Farben miteinander korrespondieren. Komplementärfarben ziehen einander an und ergänzen sich; Ton-in-Ton bilden die Farben eine Einheit. Es entstehen weiche Übergänge zwischen den Farben. Sie erscheinen lebhaft, ergänzen einander. Verliert eine der beiden Farben Charakter, wird man weiter nach der idealen Ergänzung suchen müssen. In den folgenden Tabellen sind die Möglichkeiten von Rot, Gelb und Blau als Farbigkeit in einer Farbe zusammengestellt.

Farben, in denen Rot steckt

Farbe	**Rotvaleurs**
BEIGE	BRAUNBEIGE ROSENHOLZBEIGE ERDBEIGE
GRAU	ORANGEGRAU WARMES BEIGEGRAU
ROSÉ	PFIRSICH FLAMINGO LACHS
GELB	DOTTERGELB MAISGELB
ORANGE	ROTORANGE TERRACOTTA KUPFER ZIMT
BRAUN	ROTBRAUN MAHAGONI ROSTBRAUN KASTANIENBRAUN
VIOLETT	AMETHYST ROTVIOLETT FLIEDER BROMBEER AUBERGINE
BLAU	ROTBLAU VIOLETTBLAU VEILCHENBLAU

Farben, in denen Gelb steckt

Farbe	**Gelbvaleurs**
WEISS	EIERSCHALE WOLLWEISS CREMEWEISS CHAMPAGNER ECRU
BEIGE	GELBBEIGE CREMEBEIGE CARAMELBEIGE SANDELHOLZ SANDBEIGE
GRAU	BEIGEGRAU GELBGRAU
BRAUN	GOLDBRAUN HONIGBRAUN GELBBRAUN NUSSBRAUN
ROSÉ	KORALLENROSÉ APRIKOSENROSÉ
ROT	MOHNROT TOMATENROT ROSTROT GELBROT
GRÜN	OLIV KHAKI JADEGRÜN APFELGRÜN MAIGRÜN

Farben, in denen Blau steckt

Farbe	**Blauvaleurs**
WEISS	KITTWEISS BLAUWEISS EISBLAUWEISS
BEIGE	GRAUBEIGE BLAUBEIGE
GRAU	BLAUGRAU ANTHRAZIT PERLGRAU EISGRAU STAHLGRAU
BRAUN	SCHWARZBRAUN SCHOKOLADENBRAUN SCHLAMMBRAUN
GELB	ZITRONENGELB GRÜNGELB GALLENGELB
ROSÉ	PINK PFIRSICHBLÜT HIMBEERROSÉ
GRÜN	BLAUGRÜN FLASCHENGRÜN TÜRKISGRÜN
ROT	BLAUROT WEINROT PURPURROT BURGUNDERROT RUBINROT BORDEAUXROT
VIOLETT	BLAUVIOLETT LAVENDEL PFLAUMENVIOLETT HEIDELBEERVIOLETT

6. Kapitel

Gleiches ergänzt sich im Gegensätzlichen

Die Tatsache, daß sich das Leben in Gegensätzen abspielt, ist uns so geläufig, daß man sie kaum erwähnen müßte. Aber je mehr man darüber nachdenkt, desto auffallender wird ihre Bedeutung. So erleben wir alle räumlichen Dimensionen als Gegensatzpaare, ohne uns dessen ständig bewußt zu sein. Wir wüßten nicht, was rechts ist, gäbe es kein links; hoch würden wir nicht hoch nennen können, gäbe es kein niedrig; klein wäre nicht klein, setzten wir es nicht in Gegensatz zu groß; ein Berg wäre ohne Tal kein Berg, und umgekehrt gäbe es kein Tal ohne Erhebung, keine Nacht ohne Tag. Alles im Leben, was wir als ernsthaft und wichtig betrachten, besteht aus Gegensätzen: gut und böse, Leben und Tod, Lust und Schmerz, Gott und Satan, Freiheit und Knechtschaft, Liebe und Leid. Das eine wäre ohne das andere nicht faßbar, nicht begreifbar.

In der chinesischen Philosophie, die eine Lebensphilosophie des Gegensatzpaares Yin und Yang ist, wird die Polarität als kosmisches Symbol der in ihrer Gegensätzlichkeit sich ergänzenden Kräfte beschrieben, die alles Leben durchwalten. Das Yin-Symbol stellt das weibliche, aufnehmende, bergende, dunkle, existentielle, natürliche Prinzip dar; die Mutter, die Güte, die Barmherzigkeit, die Weisheit und das intuitive Denken. Im Yang-Symbol hingegen drückt sich das Prinzip des männlichen, aktiven, dynamischen, hellen und kreativen, bewegenden Lebens aus; der Vater, das Recht und die Gerechtigkeit, das rationale Denken, die Ethik und die Moral, die Sitte und die Würde. Beide Pole benötigen die wechselseitige Befruchtung, um schöpferisch wirken zu können, und jeder Pol trägt den Kern seiner Ergänzungshälfte in sich. Das Weibliche den Kern des Männlichen, das Männliche den Kern des Weiblichen.

Mit Yin und Yang beschäftigt sich auch Arthur Schopenhauer in seiner Abhandlung „Über das Sehn und die Farben". Er untersuchte die qualitativ und quantitativ sich teilende Tätigkeit der Netzhaut beim Sehen, beschreibt den Sehvorgang an sich schon als polar und sagt:

„Der hier aufgestellte und mit dem anschaulichsten Beispiele verbundene Begriff einer qualitativ geteilten Tätigkeit möchte sogar der Grundbegriff aller Polarität sein und unter ihn sich Magnetismus, Elektrizität und Galvanismus bringen lassen, von welchen Jedes nur die Erscheinung einer in zwei sich bedingende, sich suchende und zur Wiedervereinigung strebende Hälften zerfallenen Tätigkeit ist. Auch fallen sie unter den großen chinesischen Gegensatz des Yin und Yang. Die Polarität des Auges könnte sogar, als die uns zunächst liegende, uns über das innere Wesen aller Polarität in mancher Hinsicht Aufschlüsse geben. Indem man die bei der andern übliche Bezeichnung auch auf sie anwendet, wird man nicht anstehen, das + dem Rot, Orange und Gelb, hingegen das – dem Grün, Blau und Violett beizulegen."

Man kann die Idee von Yin und Yang als innere Einheit der Gegensätze kaum als etwas bezeichnen, das nur von östlichen Mystikern und westlichen Philosophen gedacht wurde. Wenn wir uns der modernen Physik zuwenden, dem Gebiet, auf dem der abendländische Verstand seine größten Erkenntnisse errungen hat, finden wir weitere Versionen von der Realität als Vereinigung des Gegensätzlichen. So sind in der Relativitätstheorie die alten Gegensätze Ruhe und Bewegung nicht mehr zu unterscheiden, das heißt, „jedes ist beides zugleich", es sind komplementäre Aspekte ein und derselben Wirklichkeit.
Goethe sagt, eine Farbe entscheidet sich nach zwei Seiten. Sie stellt einen Gegensatz dar, den wir eine Polarität nennen und durch ein + und ein – gut bezeichnen können.

Plus	**Minus**
Gelb	Blau
Wirkung	Beraubung
Licht	Schatten
Hell	Dunkel
Kraft	Schwäche
Wärme	Kälte
Nähe	Ferne
Abstoßen	Anziehen
Verwandtschaft mit Säuren	Verwandtschaft mit Alkalien

Die Farbenpaare im Farbenkreis

Wie das Licht zum Schatten gehört, das Helle zum Dunklen, die Wärme zur Kälte, die Nähe zur Ferne, und jede Seite den Kern seiner Ergänzungshälfte in sich trägt, so sehen wir auch auf dem Farbenkreis die jeder Farbe gegenüberstehende Ergänzungsfarbe als polar. Unter dem weiten Begriff Komplementärfarben faßt die Farbenlehre hier die Unendlichkeit der zwar gegensätzlichen, aber einander ergänzenden Hälften der Farben zusammen. Betrachten wir die Farben des Farbenkreises und ihre gegenüberstehenden Partner als *Farbenpaare,* ist das Wesentliche und Charakteristische das Gegenüberstehen von *hell* und *dunkel,* von *kalt* und *warm*. Vergleichen wir dazu die chinesische Yin- und Yang-Symbolik, so ist die Übereinstimmung mit den Farben des Farbenkreises unverkennbar.

Die Farben im Farbenkreis

Hell **Warm** **Plus**	**Dunkel** **Kalt** **Minus**
GELB	BLAUVIOLETT
ORANGE	INDIGOBLAU
ORANGEROT	BLAU
ROT	BLAUGRÜN
PURPURROT	GRÜN
GELBGRÜN	ROTVIOLETT

Wie das Hell das Dunkel, das Warm das Kalt und das Plus das Minus benötigt, so fordern die hellen Farben die dunklen und die warmen die kalten und umgekehrt. Gelb fordert Blauviolett, Blau fordert Orange, Rot fordert Grün. Einander gegenüberstehend, ergänzen und beleben die Farbenpaare einander. Wenn wir zwei Komplementärfarben im Farbkasten miteinander vermischen, heben sie einander auf und ergeben Grau.
Bei der Zusammenstellung von Farben für die Garderobe oder für das Wohnen ist die Kenntnis der Farben als einander ergänzende Gegensatzpaare unendlich wertvoll. In der Praxis werden wir feststellen, daß es unser Auge als sehr angenehm empfindet, wenn auch innerhalb eines Farbenpaares die Hell-Dunkel-Kontraste berücksichtigt sind. Jede Farbe eines Farbenpaares hat in ihrem Vollwert die höchste Dynamik und die größte Energie. In ihren hellen und in den dunklen Werten zeigt sie eine gewisse Passivität. Stellen wir zwei Farben aus den kraftvollen Wer-

ten zusammen, etwa das gesteigerte Violett mit dem gesteigerten Gelb, kann das eine derart geballte Energie erzeugen, die wir als beunruhigend empfinden würden. Eine kräftig gelbe Bluse zu einer kräftig violetten Hose beispielsweise könnte grob und sogar ordinär aussehen. Angenehm wäre eine blaßgelbe Bluse zu einer kräftig violetten Hose. Umgekehrt könnte man sich zu einer blaßvioletten Hose gut eine kräftig gelbe Bluse vorstellen. Der Ausgleich von Aktivität und Passivität einer Farbe schafft Harmonie, wie Spannung und Entspannung. Hier sehen wir, daß wir mit den Farben innerhalb des Farbenpaares nochmals die Grundidee von Yin und Yang durchspielen: das Aktive mit dem Passiven, das Energische mit dem Weichen, das Leichte mit dem Schweren, das Verdunkelte mit dem Aufgehellten, das Düstere mit dem Heiteren, das Liebliche mit dem Ernsten.

Yang	**Yin**
Der Himmel	Die Erde
Die Sonne	Der Mond
Das Licht	Die Dunkelheit
Das Feuer	Das Wasser
Die Wärme	Die Kälte
Der Sommer	Der Winter
Der Tag	Die Nacht
Der Vater	Die Mutter
Der Sohn	Die Tochter
Das männliche Prinzip	Das weibliche Prinzip
Das Schöpferische	Das Empfangende
Das Aktive	Das Passive
Der positive Pol	Der negative Pol
Das Formgebende	Das Gestaltlose
Das Gold	Das Silber
Das Wachen	Der Schlaf
Die Bewegung	Die Ruhe
Oben	Unten
Außen	Innen
Körperrückseite	Körpervorderseite
Ungerade Zahl	Gerade Zahl
Das Saure	Das Süße

Abgestufte Farben im Farbenkreis	**Komplementäre Ergänzungsfarbe**	**Hell-Dunkel-Kontraste**
ROT	**BLAUGRÜN**	
FLAMINGOROSÉ ROT KIRSCHROT ROTBRAUN	MINTGRÜN BLAUGRÜN SMARAGDGRÜN TANNENGRÜN	SMARAGDGRÜN TIEFES TANNENGRÜN MINTGRÜN HELLES BLAUGRÜN
ORANGEROT	**BLAU**	
PFIRSICHROSÉ ORANGEROT DUNKLES TOMATENROT ROSTBRAUN	EISBLAU BLAU PREUSSISCHBLAU PETROLBLAU	PREUSSISCHBLAU PETROLBLAU EISBLAU BLAU
ORANGE	**INDIGOBLAU**	
APRIKOSENROSÉ ORANGE ZIMTBRAUN KASTANIENBRAUN	HIMMELBLAU INDIGOBLAU MARINEBLAU SCHWARZBLAU	MARINEBLAU SCHWARZBLAU HIMMELBLAU KORNBLUMENBLAU
GELB	**BLAUVIOLETT**	
VANILLE GELB GELBOLIV GELBBRAUN	LAVENDEL BLAUVIOLETT PFLAUMENVIOLETT HEIDELBEERVIOLETT	PFLAUMENVIOLETT EISVIOLETT LAVENDEL LILA

Abgestufte Farben im Farbenkreis	**Komplementäre Ergänzungsfarbe**	**Hell-Dunkel-Kontraste**
GELBGRÜN	**ROTVIOLETT**	
LINDGRÜN GELBGRÜN PISTAZIENOLIV AVOCADOOLIV	FLIEDER ROTVIOLETT BROMBEER AUBERGINE	BROMBEER AUBERGINE FLIEDER ROTVIOLETT
GRÜN	**PURPURROT**	
HELLGRÜN GRÜN BLATTGRÜN DUNKELGRÜN	PFIRSICHBLÜT PURPURROT RUBINROT BORDEAUX	RUBINROT BORDEAUX PFIRSICHBLÜT HIMBEERROSÉ
BLAUGRÜN	**ROT**	
MINTGRÜN BLAUGRÜN SMARAGDGRÜN TANNENGRÜN	FLAMINGOROSÉ ROT KIRSCHROT ROTBAUN	KIRSCHROT ROTBRAUN FLAMINGOROSÉ HELLROT
BLAU	**ORANGEROT**	
EISBLAU BLAU PREUSSISCHBLAU PETROLBLAU	PFIRSICHROSÉ ORANGEROT DUNKLES TOMATENROT ROSTBRAUN	DUNKLES TOMATENROT ROSTBRAUN PFIRSICHROSÉ ORANGEROT
INDIGOBLAU	**ORANGE**	
HIMMELBLAU INDIGOBLAU MARINEBLAU SCHWARZBLAU	APRIKOSENROSÉ ORANGE ZIMTBRAUN KASTANIENBRAUN	ZIMTBRAUN KASTANIENBRAUN APRIKOSENROSÉ ORANGE
BLAUVIOLETT	**GELB**	
LAVENDEL BLAUVIOLETT PFLAUMENVIOLETT HEIDELBEERVIOLETT	VANILLE GELB GELBOLIV GELBBRAUN	GELBOLIV GELBBRAUN VANILLE GELB
ROTVIOLETT	**GELBGRÜN**	
FLIEDER ROTVIOLETT BROMBEER AUBERGINE	LINDGRÜN GELBGRÜN PISTAZIENOLIV AVOCADOOLIV	PISTAZIENOLIV AVOCADOOLIV LINDGRÜN GELBGRÜN
PURPURROT	**GRÜN**	
PFIRSICHBLÜT PURPURROT RUBINROT BORDEAUXROT	HELLGRÜN GRÜN BLATTGRÜN DUNKELGRÜN	BLATTGRÜN DUNKELGRÜN HELLGRÜN ZARTES GRASGRÜN

7. Kapitel

Hell und Dunkel, Licht und Schatten

Keine Farbe tritt für sich allein und isoliert auf; die Farbe steht immer in einem *Nebeneinander* und einem *Zueinander:* Farben korrespondieren mit Farben, mit Hell und Dunkel, mit Fläche und Raum, mit Material und struktureller Beschaffenheit des Objekts. Wir erleben die Farben in vielfältiger Darstellung.
Bei der Betrachtung farbiger Gegenstände oder bei der Naturbeobachtung beziehen wir konkrete Erscheinungen aufeinander und zueinander, ohne uns diese Bezüge bewußt zu machen. Wir nehmen die Dinge als Ganzes wahr und sehen das Gegensätzliche als Teil ihrer Erscheinung. Wir sehen niemals ein Objekt ohne Beziehung zu einem kontrastierenden Hintergrund oder einem Daneben. Zum Beispiel ist etwas, das wir „hell" nennen, in Wirklichkeit ein helles Objekt, das sich von einem dunklen Hintergrund abhebt. Wir trennen nicht Hell von Dunkel, sondern sehen die innere Einheit von Gegensätzlichem. Wenn wir in der Nacht am Himmel einen glitzernden hellen Stern sehen, ist das, was wir sehen, nicht der Stern, der ganz isoliert dasteht, sondern das große Umfeld des hellen Sterns auf dunklem Hintergrund. Das eine können wir ohne das andere nicht wahrnehmen. Hell und Dunkel sind also zwei wechselseitig einander bedingende Aspekte *einer* Erscheinung. Diese Idee wird in einem der bedeutendsten buddhistischen Texte, dem „Lankavatara Sutra", ausgedrückt: „Die falsche Vorstellung lehrt, daß Dinge wie Licht und Schatten, lang und kurz, schwarz und weiß, verschieden sind und auseinandergehalten werden müssen; aber sie sind nicht unabhängig voneinander; sie sind nur verschiedene Aspekte desselben, sie sind Ausdrücke von Beziehungen, nicht der Wirklichkeit. Daseinsbedingungen sind nicht von der Art, daß sie sich gegenseitig ausschließen; im Kern sind die Dinge nicht zwei, sondern eins."
So kann die Wirkung einer Farbe von verschiedenen Gegebenheiten abhängen. In jeder Farbe finden sich charakteristische Merkmale, diese können als Hell-Dunkel, als Kalt-Warm, in Qualität und in Quantität in Erscheinung treten. Wenn man die Farben des Farbenkreises, auf einem schwarzen Hintergrund aneinandersetzt, sieht man deutlich das Gelb nach vorne treten, während das Violett in der Tiefe des Schwarzen versinkt. Alle anderen Farben bilden Tiefenstufen zwischen Gelb und Violett. Verwendet man einen weißen Hintergrund, verändert sich die Tiefenwirkung: Violett wird vom weißen Hintergrund abgestoßen und scheint nach vorne zu treten, während Weiß das Gelbe, die nächste Farbe am Licht, zurückbehält. Diese Beobachtungen zeigen, daß zur Beurteilung von Hell-Dunkel die Bezugsfarbe ebenso wichtig ist wie die Farbe selbst. Alle hellen Töne auf schwarzem Grund treten im Grad ihrer Helligkeitsstufe nach vorn, auf weißem Grund sind ihre Wirkungen umgekehrt, die hellen Töne bleiben auf der Ebene des weißen Hintergrunds, und die dunklen

Töne werden gradweise nach vorne gedrängt.
Die kalten und die warmen Töne verhalten sich bei gleicher Helligkeit so, daß die warmen Farben nach vorne und die kalten Farben der Tiefe zustreben. Auch die Quantität der Farbe spielt beim Hell-Dunkel eine wichtige Rolle. Gibt man zu einer großen Fläche Rot eine kleine Fläche Gelb, so wirkt Rot wie ein Hintergrund, und Gelb tritt nach vorn. Wenn man Gelb vergrößert und Rot immer kleiner wird, tritt Gelb bedeutungsvoller hervor als Rot.
„Ich befand mich gegen Abend in einer Eisenschmiede, als eben die glühende Masse unter den Hammer gebracht wurde. Ich hatte scharf darauf gesehen, wendete mich um und blickte zufällig in einen offenstehenden Kohlenschuppen. Ein ungeheures purpurfarbenes Bild schwebte nun vor meinen Augen, und als ich den Blick von der dunklen Öffnung weg nach dem hellen Bretterverschlag wendete, so erschien mir das Phänomen halb grün, halb purpurfarben, je nachdem es einen dunkleren oder helleren Grund hinter sich hatte." Hier beschreibt Goethe sinnlich-anschaulich, wie unsere Augen beim Sehen Farbbilder ausgleichen und Hell-Dunkel-Kontraste regulieren. Er sagt, unsere Augen verharren beim Sehen nicht einen Moment auf einem durch das Objekt spezifizierten Zustand. Ihre Ausgleichstätigkeit zwingt sie zu einer Art Opposition, indem sie das *Extrem* dem *Extremen* entgegensetzen, das *Mittlere* dem *Mittleren* und das Entgegengesetzte miteinander verbinden.
An ganz einfachen Beispielen können wir dieses Streben nach Ausgleichen beim Sehen beobachten: Legen Sie einen hochroten Gegenstand, etwa ein Stück Stoff, auf eine weiße Fläche. Betrachten Sie das Rot intensiv, dann nehmen Sie den roten Gegenstand vom Tisch. Wo das Rot lag, wird jetzt das grüne Nachbild vor ihren Augen erscheinen. Oder wenden Sie den Blick von einer gelben Fläche auf ein Blatt weißes Papier, so wird Ihnen die violette Nachfarbe erscheinen. Auf das Extrem des Roten antworten die Augen mit dem Extrem des Grünen, der Komplementärfarbe des Roten. Auf das Gelbe antworten die Augen mit der Komplementärfarbe Violett. Ein weiteres Beispiel: Sehen Sie auf ein weißes Fensterkreuz, wenden Sie dann den Blick ab, und schauen Sie auf die helle Wand. Dort wird das Fensterkreuz als dunkles Nachbild zu sehen sein, Ihre Augen setzen ausgleichend dem Hellen das Dunkle entgegen. Das weiße Fensterkreuz erscheint im Nachbild auf der hellen Wand dunkel; erscheint es als Nachbild auf dunkler Wand, kommt es hell: wird dem Auge das Dunkle geboten, fordert es das Helle. Wird ihm das Helle entgegengebracht, fordert es das Dunkle.
Die Nachbildfarben und das ausgleichende Wirken des Auges können wir deshalb so gut sehen, weil alle Anpassungsprozesse des Sehens relativ langsam ablaufen. Das heißt, daß unsere Augen beim Sehen ihr eigenes Harmoniestreben haben und sowohl extreme wie auch mittlere Werte auf ein mittleres Empfindungsniveau einpendeln. Das Auge selbst schließt den Farbenkreis in sich ab: In dem vom Gelben geforderten Violetten liegen das Rote und das Blaue; im Orange das Gelbe und das Rote, dem das Blaue als Komplement entspricht; das Grüne vereinigt Gelb und Blau und fordert das Rote. Das Dunkle fordert das Helle und das Helle das Dunkle, das Schwarze, das Weiße und das Graue. Das Schwarze – Repräsentant der Dunkelheit; das Weiße – Stellvertreter des Lichts. Schwarz und Weiß zählen zu den unbunten Farben, durch Schwarz und Weiß können wir alle bunten Farben durch Beimischung oder durch An-die-Seite-Stellen verändern. Wo Schwarz in einer bunten Farbe auftritt,

gibt es Tiefe, Schwere. Wo Weiß in einer bunten Farbe erscheint, gibt es Helle und Leichtigkeit. Wo Weiß oder Schwarz neben der Farbe auftreten, entstehen intensive Kontraste. Die Mischung von Schwarz und Weiß ergibt Grau. Das Graue repräsentiert den Halbschatten, es nimmt sowohl an der Finsternis wie am Licht teil. Stellen wir uns Grau auf schwarzem Hintergrund vor, erscheint es uns hell. Legen wir das Grau auf einen weißen Hintergrund, erscheint es uns dunkel. Als Helles auf dem Schwarzen erscheint Grau größer, als Dunkles auf dem Weißen erscheint es kleiner.
So ergibt sich, daß Hell und Dunkel, Licht und Halbschatten Modifikationen unserer Augen sind, die wir kennen sollten, wenn wir Farben, Hell und Dunkel harmonisch miteinander in Verbindung setzen wollen.

Nebeneinander – Zueinander

Licht Weiß Helle Farbwerte	Halbschatten Grau Mittlere Farbwerte	Finsternis Schwarz Dunkle Farbwerte

Das Dunkle, die Tiefe des Dunklen, wirkt optisch schwer, das Lichte, Helle wirkt optisch leicht. Das neutrale Grau, sowohl dem Hellen wie dem Dunklen zugewandt, wirkt durch die Helligkeit oder die Dunkelheit der Farbe, die man dem Grau an die Seite stellt: Das Helle spricht das Lichte im Grau an, das Dunkle die Dunkelheit des Grauen. Es mag in diesem Zusammenhang interessant sein, daß unsere Augen das Gewicht von dunklen Gegenständen als schwerer einschätzen als das Gewicht von Hellem. Man hat das Gewicht von Kartons schätzen lassen, die alle gleich schwer und gleich groß waren und sich nur durch die Farbe des Verpackungsmaterials voneinander unterschieden. Ausgangspunkt war eine 3 Pfund schwere Packung in Weiß. Das Gewicht von 3 Pfund wurde bereits bei Gelb auf 3,5 Pfund, bei Grün auf 4,[illegible] Pfund, bei Blau auf 4,7, bei Grau auf 4,8 Pfund, bei Rot auf 4,9 und bei Schwarz schließlich auf 5,8 Pfund geschätzt, womit Schwarz nahezu das doppelte des tatsächlichen Gewichts erreichte. Wie wir wissen, verwendet die Werbung gern das optische Täuschungsmanöver, Verpackungen größer und schwerer erscheinen zu lassen, um höhere Preise für wenig Inhalt zu rechtfertigen.
Jedes Objekt unserer Wahrnehmung zeigt die Wirkung von Licht und Schatten, die Reflexe von Hell und Dunkel treten in einem natürlichen Miteinander auf und verleihen dem Objekt Körper. Sehen Sie die Gegenstände an, die Sie um sich haben: der Sockel der Stehlampe, der Tisch, an dem Sie gerade sitzen, das Buch, in dem Sie lesen. Keiner dieser Gegenstände zeigt Farbe und Form als nur einheitlich flache Erscheinung, sondern in zahlreichen Abstufungen von Licht und Schatten, Hell und Dunkel. Die flächige Fläche ohne Licht und Schatten kann es nicht geben, denn auch der Hintergrund der Fläche und das Nebenan stehen in bezug zu ihr. Licht zeigt uns nicht nur die Farbigkeit des Objekts, sondern auch die plastische Körperlichkeit. Selbstverständlich ist nicht nur die Farbe des Lichts – Tageslicht, Kunstlicht oder Neonlicht – von Bedeutung, sondern auch die Intensität des Lichts. Man kann drei Lichtwerte unterscheiden: das volle Licht, Halbschatten und Schatten. Im vollen Licht kommt die Farbe des Objekts am stärksten zur Wirkung, und die Details der Oberflächentextur sind deutlich sichtbar. Erhabene Strukturen treten bei Licht stark hervor. Im Licht ist die Objektfarbe aufgehellt, im Schattenton ist sie getrübt und verdunkelt. Um sich das Hell-Dunkel am Gegenstand vorstellbar zu machen, nennt Goethe als Anschauungsobjekt die Form der Kugel oder die Traube, in

Wie sich die Farben bei Kunstlicht verändern

Farbe und ihre Veränderung bei:	**Leuchtstofflampe kaltweiß – BLÄULICH**	**Glühlampe Warmlicht warm – GELB-ORANGE**	**Kerzenlicht warm – ROT-GELB**
GELB Pastell	vergraut, verliert Farbe	wird wärmer, verblaßt	wird wärmer, weicher, verblaßt
GELB Intensiv	vergraut, wird fahl	wird wärmer, verliert Farbintensität	wird wärmer, zarter, blasser
GELBGRÜN Pastell	wird grünlicher	wird gelblicher, blasser	wird zart, blaß, wärmer
GELBGRÜN Intensiv	wird grünlicher, kühler	wird gelblicher, verliert Farbintensität	wird gelbgrundiger, wärmer, blasser
GRÜN Pastell	wird bläulicher, kühl	wird zart gelbgrün	wird wärmer, gelblicher, zarter
GRÜN Intensiv	wird bläulicher, kühler, intensiver	verblaßt, wird wärmer, gelblicher	wird wärmer, verliert Farbintensität
BLAUGRÜN Pastell	wird bläulicher, kühler	wird blasser, grünlicher	wird wärmer, blaßgrün
BLAUGRÜN Intensiv	wird bläulicher, intensiver, kühler	wird grünlicher, verliert Farbkraft	wird weicher, wärmer, grünlicher
BLAU Pastell	wird strahlender	wird farbloser, erscheint grünlich-grau	wird blaß, gräulich bis grünlich
BLAU Intensiv	wird intensiver, sehr kühl	vergraut, verliert Farbkraft	vergraut, kann „dunkel blaugrau" erscheinen
INDOGOBLAU Pastell	wird intensiver, kühler	verblaßt, vergraut	verblaßt, erscheint weißlich-grau
INDIGOBLAU Intensiv	wird intensiver, kühler	vergraut, wird matter, farbloser	vergraut, wird dunkel
BLAUVIOLETT Pastell	wird bläulicher, klarer	vergraut, verliert Farbe	wird blaß, weißlich-grau
BLAUVIOLETT Intensiv	wird intensiver, bläulicher	vergraut, verdunkelt	vergraut, wird dunkel-grau-schwärzlich

Farbe und ihre Veränderung bei:	**Leuchtstofflampe kaltweiß – BLÄULICH**	**Glühlampe Warmlicht warm – GELB-ORANGE**	**Kerzenlicht warm – ROT-GELB**
ROTVIOLETT Pastell	wird bläulicher, kühler	wird wärmer, zarter, rötlicher	wird farbloser, rötlich bis bräunlich
ROTVIOLETT Intensiv	wird intensiver, bläulicher, kühler	wird wärmer, rötlicher, matter	wird warm, rötlich bis bräunlich, verliert Farbkraft
PURPURROT Pastell	wird bläulicher, kühler	wird wärmer, zarter, rötlicher	wird wärmer, blasser, gelblich-rosé
PURPURROT Intensiv	wird bläulicher, intensiver	wird wärmer, erscheint rot	wird wärmer, rot bis braunrot
ROT Pastell	wird bläulicher, kühler	wird wärmer, gelblicher	wird wärmer, weicher, gelb-orange-grundig
ROT Intensiv	wird kühles bläuliches Rot	wird warmes Orangerot	wird tiefes, warmes Orangerot
ORANGEROT Pastell	vergraut, verblaßt	wird kräftiger, wärmer	wird weicher, wärmer
ORANGEROT Intensiv	wird stumpf, verliert Farbkraft	wird kräftiger, gelblicher	wird tiefgrundiger, wärmer, gelblicher
ORANGE Pastell	verblaßt, wird gräulich bis weißlich	wird kräftiger, wärmer	wird weicher, wärmer
ORANGE Intensiv	vergraut, verliert Leuchtkraft und Wärme	wird leuchtender, gelblicher	wird tiefgrundiger, wärmer

deren verfließender Einheit der Rundung das Hell-Dunkel gut zu sehen ist. Denken wir an die Malerei, wie die großen Meister den Körper von Gegenständen durch Licht und Schatten, Hell und Dunkel darstellten, wie sie die Naturbeobachtung nicht imitierten, sondern interpretierten. „Denn was das Auge sieht, wird erst klar, wenn die Hand es abbildend hervorbringt", sagt Karl Jaspers in seiner Studie über Leonardo da Vinci, der das *Helldunkel* in die abendländische Kunst gebracht hat. „Es wirkt wie die Chiffre dessen, was alle Gegenstände transparent macht", sagt Jaspers, „es öffnet mit der reinen Oberfläche des Flüchtigsten eine Dimension, die mit der festen Bildgestalt verdeckt bliebe." Und Hegel hat das Helldunkel eine Magie des Farbenscheins genannt, in der die Gegenstände sich verflüchtigen. Die tiefsten Schatten bleiben durchleuchtet und steigen durch unmerkliche Übergänge bis zum hellsten Licht, nirgends ist eine Härte und Grenze. Die Gegenstände lösen sich auf in einem objektlosen Spiel des Scheins von Reflexen, die in andere Scheine übergehen und so seelenhaft werden, daß sie in den Bereich der Musik hinüberzugehen beginnen.

Es mag in die geheimnisvolle, sphärische Erscheinung der Farbe passen, wenn wir die unbunten Farben Schwarz und Weiß durch das Prisma ansehen. Das Prisma, ein keilförmig zulaufender Glaskörper, zeigt die Gegenstände gesäumt mit farbigen Rändern, und es fällt dem Beobachter am Prisma die unerhörte Lebendigkeit des Farbenspiels auf. Es umflutet die Ränder der Gegenstände, insbesondere da, wo sie flächenhaft aneinandergrenzen, und die durch das Prisma betrachteten Formen wirken wie von der Stelle rückend, in ihren Linien locker und beweglich. Prächtig kommen die Farben des Farbenkreises ins Bild, Violett und Gelb, Orange und Blau, Rot und Grün.

Reflexionen von Farbe, farbige Schatten, können wir im Zusammenspiel von Licht und Farbe sehen. Vor allem bei untergehender Sonne, wenn die Abendsonne von Westen in ein Zimmer scheint und rosafarbene Lichter auf Wänden und Boden spielen. Wenn wir an einem Sommerabend im orangefarbenen Licht der im Westen untergehenden Sonne und bei blauem Himmel im Osten die Schatten der Bäume betrachten, so sehen wir das Blau im Schatten auftreten. Sehr schön beschreibt Goethe die Erscheinung der farbigen Schatten am Beispiel einer Naturbetrachtung:

„Auf einer Harzreise im Winter (1777) stieg ich gegen Abend vom Brocken herunter, die weiten Flächen auf- und abwärts waren beschneit, die Heide von Schnee bedeckt, alle zerstreut stehenden Bäume und vorragenden Klippen, auch alle Baum- und Felsenmassen völlig bereit, die Sonne senkte sich eben gegen die Oderteiche hinunter. Waren den Tag über, bei dem gelblichen Ton des Schnees, schon leise violette Schatten bemerklich gewesen, so mußte man sie nun für hochblau ansprechen, als ein gesteigertes Gelb von den beleuchteten Teilen widerschien.

Als aber die Sonne sich endlich ihrem Niedergang näherte und ihr durch die stärkeren Dünste höchst gemäßigter Strahl die ganze, mich umgebende Welt mit der schönsten Purpurfarbe überzog, da verwandelte sich die Schattenfarbe in ein Grün, das nach seiner Klarheit einem Meergrün, nach seiner Schönheit einem Smaragdgrün verglichen werden konnte. Die Erscheinung war immer lebhafter, man glaubte sich in einer Feenwelt zu befinden, denn alles hatte sich in die zwei lebhaften und so schön übereinstimmenden Farben gekleidet, bis endlich mit dem Sonnenuntergang die Prachterscheinung sich in eine graue Dämmerung und nach und nach in eine mond- und sternhelle Nacht verlor."

8. Kapitel

Qualität und Quantität

Philosophen und Mystiker, Physiker, Chemiker, Physiologen und Psychologen haben sich mit dem Wesen der Farben beschäftigt und das Wirken von Künstlern, Kunsthistorikern und Kunstpädagogen beeinflußt. Einer der bedeutenden Kunstpädagogen neuerer Zeit, Johannes Itten (1888–1967), lehrte neben Gropius, Kandinsky und Klee am Staatlichen Bauhaus in Weimar, später in Dessau. Die Farbenlehre Ittens befaßt sich vor allem mit dem Studium der Farben in der Malerei, insbesondere mit der konstruktiven, expressiven und impressiven Wirkung der Farben in der Kunst. Was Itten seinen Kunststudenten vor aller analytischen Betrachtung der Farben nahelegte, gilt für jeden, der die Psyche der Farben zu verstehen sucht: „Ich weiß, daß das tiefste und wesentlichste Geheimnis der Farbwirkungen selbst dem Auge unsichtbar bleibt und nur mit dem Herzen geschaut werden kann. Das Wesentliche entzieht sich der begrifflichen Formulierung. Nur dem, der die Farbe liebt, eröffnet sich ihre Schönheit und ihr innewohnendes Wesen. Die Farbe gibt sich jedem zum Gebrauch, aber nur dem sie hingebungsvoll Liebenden entschleiert sie ihr tieferes Geheimnis."

Farben, die wir besonders gerne mögen, bevorzugen wir in der Kleidung, für das Wohnen, für Gebrauchsgegenstände, bei der Zusammenstellung von Blumenarrangements, bei der Tischdekoration. Aus Erfahrung wissen wir, daß die Lieblingsfarbe nicht an allen Objekten gleich wirkt. Es hängt von der Form, der Größe, der Qualität des Materials, der Struktur der Oberfläche ab, ob uns die Lieblingsfarbe so oder so gefällt oder nicht. Materialien wie Stoffe, Wolle, Hölzer, Steine, Mineralien, Metalle, Glas und Porzellan können rauh, glatt, hart oder weich, grob strukturiert oder fein sein, die Oberflächen matt, stumpf, glänzend, schillernd oder schimmernd. Je glänzender und einheitlicher die Oberflächen der Gegenstände sind, um so stärker werden die Reflexlichter sichtbar. Denken wir an Seide, Atlas, an polierte Hölzer, Glas und Edelsteine. Mit der Struktur der Oberfläche verändert sich auch die Wirkung der Farben. So wird zum Beispiel ein indigoblauer Pullover in grober Strickart Blau in einem anderen Charakter zeigen als ein Wollpullover der gleichen Farbe in feiner Strickart; eine indigoblaue Seidenbluse gibt an der Oberfläche lebhaftere Reflexe ab als indigoblauer Samt, Cordsamt oder Baumwolle. Eine indigoblaue Tonvase wird eine andere Ästhetik haben als eine indigoblaue chinesische Porzellanvase. So steht die Farbe in Wechselbeziehung zur Beschaffenheit des Materials des Objekts.

Auch bei der Naturbetrachtung können wir das sehen: Das Gelb des Eidotters wirkt glatt und glänzend, das Dottergelb an Blütenblättern wie Sonnenblumen ist samtig und matt. Das Gefieder eines Raben ist anders schwarz als das Fell einer schwarzen Katze. Und das Fell der schwarzen Katze hat nicht das Schwarz des Fells eines schwarzen Hundes.

Die Spezifizierung der Farbe am Objekt ginge ins Unendliche. Verlassen wir uns auf das Gefühl, mit dem wir ganz spontan erfassen, ob diese oder jene Farbe dem Gegenstand steht, ob sie ihm angemessen ist oder nicht. Jede Farbe hat Würde. Wir spüren ganz instinktiv, ob diese Würde am Objekt respektiert ist oder nicht. Wo Schönheit ist, setzt unser Gefühl kein Fragezeichen. Wer würde schon beim Anblick eines bezaubernden Sonnenuntergangs fragen, ob er schön sei? Flaubert sagt: „Schönheit ist ein Versprechen auf Glück." Schönheit hat immer etwas Erhabenes, und unser instinktives Erkennen von Erhabenem sucht keine Analyse des Verstandes.

Wie wir das Schöne intuitiv empfinden, erkennen wir auch das Häßliche spontan, bevor der Verstand zu analysieren beginnt, warum ein Gegenstand oder eine Erscheinung schön oder häßlich ist. Die Schwierigkeit besteht eher darin, daß es zwischen Schön und Häßlich die Grauzone des Mittelmäßigen gibt, das Weder-Schön-noch-Häßlich. Ob in der Architektur oder Innenarchitektur, ob im Design von Möbeln, Einrichtungsgegenständen oder Dingen des täglichen Bedarfs, Textilien und Accessoires, wir sind ständig von Mittelmäßigem und Banalem umgeben. Es sind all jene Dinge, denen es an Eindeutigkeit, Klarheit und Charakter mangelt, wo das Mittelmäßige und Banale in Farbe, Form, Funktion und Gesamtbild Triumphe feiert.

Überzeugt uns die Gesamterscheinung eines Objekts, stehen Farbe, Form, Proportion, Qualität und Quantität von Form und Farbe in ausgewogenem Verhältnis zueinander. Ist der Gegenstand unzweifelhaft erhaben über das Banale, Mittelmäßige, wird er auch funktional sein und problemlos integrierbar, etwa als Kleidungsstück in die Garderobe, als Möbel, als Gebrauchsgegenstand oder als Kunstobjekt. Einer der Gründe, wieso sich schöne antike Möbel gut mit formschönen modernen Möbelstücken kombinieren lassen, besteht darin, daß beide klare, eindeutige Aussagen haben, die einander nicht stören, da jedes der Objekte Charakter hat.

Sehen wir die Gegenstände, die uns umgeben, einmal genau an, so wird sich das Charakteristische eines vollkommen schönen Gegenstandes beschreiben lassen. Sowohl Farbe wie Form und Material des Gegenstandes lassen *aktive* wie *passive* Seiten erkennen. Stellen wir uns eine Vase in sanfter, weicher Form vor (passiv): sie kann sowohl in einer sanften Farbe (passiv) wie auch in einer gesteigerten, kraftvollen Farbe (aktiv) hübsch sein. Hier zeigt sich wieder: Gleiches erkennt Gleiches = *passiv zu passiv.* Oder: Gleiches ergänzt sich im Gegensätzlichen: *passiv zu aktiv.* Ein weiteres Beispiel: Ein femininer Hut aus weichem Filz in sanfter Form (passiv) könnte in einer zarten Pastellfarbe (passiv) schön sein oder auch in einer ausdrucksstarken, dynamischen Farbe (aktiv). Während die Pastellfarbe des Hutes seine sanfte Form unterstreicht (Gleiches erkennt Gleiches), wird die energische Farbe der sanften Hutform lebhaften Charakter geben (Gleiches ergänzt sich im Gegensätzlichen). Ein gemütlicher Sessel, rundherum einladend (passiv), kann in den ruhigen, passiven und behäbigen Farben dunkler Farbwerte noch molliger und gemütlicher aussehen. Dynamische, energische Farben, aktive Muster, könnten seine einladende Gemütlichkeit stören. So sollten wir darauf achten, ob die Form passiv oder aktiv ist, ob Aktives oder Passives den Gegenstand ergänzt oder stört. Auf dunklem Teppichboden (passiv) wirken dunkle Polstermöbel in matten Stoffen als Verstärkung des Passiven, es entsteht keine Spannung. Wählt man die Farbvaleurs für die Polstermöbel im Ton heller oder pastellhell, hebt man durch den Hell-Dunkel-Kontrast die passive Schwere des Dunklen auf und stellt die passive Weichheit des Pastells dem passiven Dunkel an die Seite. Unter dem Aspekt „Gleiches erkennt Gleiches" können wir sehr gut Passives mit Passivem und Aktives mit Aktivem zueinanderbringen, wenn wir die Hell-Dunkel-Kontraste und die charakteristischen Merkmale der Qualität des Materials berücksichtigen. Und unter dem Gesichtspunkt: Gleiches ergänzt sich im Gegensätzlichen, werden wir auch Aktives und Passives harmonisch zueinanderbringen, wenn Struktur, Form und Farbe einander beleben und ergänzen.

aktiv	**passiv**
ROT	GRÜN
GELB	BLAUVIOLETT
ORANGEROT	BLAU
stark	schwach
gesteigerte Farbe	Pastell
hell	dunkel
Licht	Schatten
warm	kalt
hervortretend	zurücktretend
kraftvoll	mäßig
mächtig	sanft
dynamisch	empfangend
glänzend	matt
schillernd	schimmernd
grob strukturiert	fein strukturiert
fordernd	erwartend
hart	weich
eindeutig	ambivalent
klar	trüb
fließend	aktiv
starr	passiv
entschleiernd	verschleiernd
aufregend	beruhigend
Spannung	Entspannung

Wie eine Farbe auftritt, hängt auch von der Größe der Fläche des Objekts ab. Stellt man mehrere Farben nebeneinander, ergibt sich die Frage, welches Größenverhältnis zwischen zwei oder mehreren Farben angemessen ist. Zur Veranschaulichung hier einige praktische Beispiele: Soll eine Farbe für den Anstrich der Wände eines Wohnraums gefunden werden, entscheiden Sie sich gewiß nicht für Farben, die den Raum ungemütlich, wenn nicht sogar unbewohnbar machen wie etwa intensives Rot, gesteigertes Blauviolett, starkes Orange oder kaltes Blaugrün. Eher sucht man nach sanften, passiven Farben, wie Zartgelb, Beige, Naturweiß, Aprikosenfarben oder Pfirsichblüt. Auch bei der Kleidung achten wir darauf, daß uns Farben nicht „erschlagen", weil sie um so intensiver wirken, je großflächiger sie sind. Ein feuerrotes Taftabendkleid mag sehr elegant sein, aber es muß seiner Trägerin gut stehen, sonst wird die Farbe den Menschen tragen und nicht der Mensch die Farbe. Irgendwo ein wenig Feuerrot setzt Akzente, wie etwa ein roter Schal zum marineblauen Mantel. Ein dunkelblauer Schal zum feuerroten Mantel hingegen setzt einen dunklen Akzent, das Rot wird dennoch hervortretend und aktiv wirken.

Zwei Faktoren bestimmen die Wirkungskraft einer Farbe: einmal ihre Leuchtkraft und zweitens ihre Flächengröße. Die Leuchtkraft hängt vor allem von ihrem Lichtwert ab; Rot leuchtet in gesteigerter Form intensiver als Indigoblau; Gelb hat eine wesentlich intensivere Leuchtkraft als Violett und so fort. Unser Auge fühlt diese Werte gut, vor allem wenn sich der Blick dafür sensibilisiert. Es sagt uns schon der Instinkt, wie intensiv eine Farbe sein darf, um ein harmonisches Verhältnis mit der Fläche herzustellen. Goethe und auch Schopenhauer haben versucht, die Lichtwerte der Farben in meßbare Zahlenverhältnisse zu bringen. So muß das dreimal stärkere Gelb eine dreimal kleinere Fläche einnehmen als das komplementäre Blauviolett, wenn die beiden Flächen gleichwertig sein sollen. Stellen wir uns ein gelbes Sofa auf blauviolettem Boden vor: Das Gelb tritt auf dunklem Grund

schön hervor, die Farbproportionen sind also gut verteilt. Ein blauviolettes Sofa auf gelbem Grund würde keine räumlich ausgewogene Harmonie schaffen, das Gelb würde unter dem dunklen Blauviolett verblassen.
Die hier dargestellten Lichtwerte nach Zahlenverhältnissen betreffen die Farben in ihrer höchsten Leuchtkraft, in ihren intensivsten Werten. Ändert sich diese Leuchtkraft, und gehen die Farben entweder ins Helle oder ins Dunkle, so ändern sich entsprechend auch die Flächenwerte. Leuchtkraft und Flächengröße hängen stets aufs engste zusammen.
Neben der Beurteilung der Qualität des Materials, der Quantität der Farbe und der spezifischen Eigenschaften der Form sollten wir auch an die Wirkungen der Farben neben Schwarz, Weiß und Grau denken. Wenn wir Schwarz oder Weiß in gleich großer Fläche neben die bunten Farben stellen, gibt es durch das Nebeneinander starke Veränderungen in den bunten Farben.

Die Lichtwerte der Farben

GELB	zu	ORANGE		
3	:	4		
GELB	zu	ROT		
3	:	6		
GELB	zu	VIOLETT		
3	:	9		
GELB	zu	BLAU		
3	:	8		
GELB	zu	ROT	zu	BLAU
3	:	6	:	8
ORANGE	zu	VIOLETT	zu	GRÜN
4	:	9	:	6

Die Lichtwerte der Komplementärpaare

GELB zu VIOLETT	= 9:3	= 3:1	= ¾ : ¼
ORANGE zu BLAU	= 8:4	= 2:1	= ⅔ : ⅓
ROT zu GRÜN	= 6:6	= 1:1	= ½ : ½

Harmonische Flächenverhältnisse

GELB zu VIOLETT	= ¼ : ¾
ORANGE zu BLAU	= ⅓ : ⅔
ROT zu GRÜN	= ½ : ½

Gelb

Gelb ist die lichteste und heiterste Farbe; stellen wir es in gleich großer Fläche neben Weiß, wirkt es dunkler, als es wirklich ist, und verliert an Leuchtkraft.
In Verbindung mit Schwarz kann Gelb zur aggressiven Farbe werden; es bildet neben Schwarz harte, auffällige Kontraste. Als Warnschildfarben nimmt man gerne Schwarz-Gelb, da es zu den auffallendsten Farbkombinationen gehört. Schwarze Schrift auf gelbem Grund wirkt sehr plakativ und ist von weitem gut lesbar.

Rot

Rot gehört zu den dynamischen, energischen Farben. Weiß kann dem Rot sehr viel von seiner Vitalität nehmen und es neben Weiß matt erscheinen lassen. Neben Schwarz kann Rot zu voller, warmer Leuchtkraft kommen, jedoch ist die Kombination heikel, denn Schwarz-Rot bildet harte Kontraste.

Blau

Blau ist von Natur aus eine dunkle, zurücktretende, kühle Farbe. Diesen Charakter zeigt sie um so deutlicher, wenn wir sie neben Weiß stellen. Helles Blau kann neben Schwarz strahlend hell wirken, wobei jedoch vor allem auf die Materialien zu achten ist. Denken wir an ein klassisches Interieur: hellblaue, glänzende Seidentapeten zu schwarzen, chinesischen Lackmöbeln.

Grau

Grau zählt zu den unbunten Farben. Grau entsteht, wenn wir Schwarz und Weiß miteinander vermischen oder wenn wir zwei Komplementärfarben zu gleichen Teilen mischen. Gelb und Blauviolett vermischt, ergeben ein dunkles, neutrales Grau. Von allen Farben, die wir kennen, ist Grau die neutralste. Aber Grau verhält sich durchaus nicht neutral, wenn wir es bunten Farben an die Seite stellen. Eben weil es neutral ist, kommt im Grau der Einfluß der bunten Farbe sehr stark zur Geltung. Jede bunte Farbe ruft im Grau immer den *Anschein* ihrer Komplementärfarbe hervor.

Neutrales Grau, das wir neben Blau sehen, wird uns orangestichig und warm vorkommen. Umgekehrt wirkt neutrales Grau neben Orange kühl und blaustichig. Neben Gelb kommt Grau ans Violette, und neben Rot wirkt es grünlich.

Neutral wirken neben Grau Pastellfarben und dunkle Farben, da die abgeschwächte Leuchtkraft keine farbigen Abstrahlungen gibt.

9. Kapitel

Der Goldene Schnitt

Venedig, 17. Mai, 4 Uhr nachmittags:

„Gegen Osten ist das Wasser ruhig und reflektiert den Himmel und die Schiffe auf folgende Weise: der blaßblaue Himmel spiegelt sich im gleichen Ton wider, nur eine Idee dunkler, aber der Rumpf der Schiffe, der schwarz ist, bildet sich in blassem Seegrün ab, also in der natürlichen Farbe des Wassers im Sonnenlicht. Dagegen werden die orangenen Masten, noch naß vom letzten Schauer, ohne Veränderung ihrer Farbe gespiegelt, nur nicht ganz so leuchtend. Ein Schiff hat einen weißen, ein anderes einen roten Streifen: von beiden nimmt das Wasser keine Notiz. Merkwürdig, ein Boot zieht vorüber mit weißen und dunklen Gestalten an Bord, das Wasser reflektiert die dunklen grün und läßt die hellen aus. Das rührt vor allem daher, daß die dunklen Figuren in Kontrast zu dem hell reflektierten Himmel stehen. Ein Boot, das nahe am Kai dümpelt, wirft einen deutlichen Schatten auf das gekräuselte Wasser. Diese Tatsache verdankt sich zur Gänze der gesteigerten, reflektiven Kraft, die das Wasser im Schatten gewinnt, denn wo die kurzen Wellen nach hinten ansteigen, nehmen sie das tiefe Blau des Himmels auf und erscheinen dunkelgrün, und wo sie nach vornehin ansteigen, reflektieren sie das bleiche Grau der Wolke kaum dunkler als das Grün."

Diese Beobachtungen am venezianischen Kai stammen von John Ruskin (1819–1900). Naturinterpret, Ästhetiker, Schriftsteller und Sozialreformer. Er galt als zorniger Prophet, als visionärer Seher und als schärfster Kritiker der kartesianischen und der newtonschen Entfremdung des Menschen von der Natur. Marcel Proust verdankte nach eigenen Worten John Ruskin eine geistige Wiedergeburt, George Bernard Shaw und William Morris wollten sein Werk in England, Mahatma Gandhi in Indien fortsetzen, Leo Tolstoi nannte ihn einen der bedeutendsten Geister nicht nur unserer Zeit, sondern aller Zeiten. John Ruskin sah die große Gefahr der inneren Entfremdung von der Natur als Entfremdung des Menschen von seiner eigenen Natur; er hatte sein Leben lang Abscheu vor der systematischen Aufsplitterung und rationalistischen Zergliederung der Natur zum Zweck der Darstellung der Übermacht des menschlichen Geistes. Er kritisierte die Medien und die Hilfsmittel zwischen Mensch und Natur und sah die Natur auf der Marterbank der Versuchsapparate im Stil Newtons. Ganzheitlich, wie Ruskin Mensch und Natur betrachtete, haben es vor ihm Leonardo da Vinci und Goethe getan: „Jedes Lebendige ist kein Einzelnes", sagt Goethe weise, „sondern eine Mehrheit, selbst insofern es uns als Individuum erscheint, bleibt es doch eine Versammlung von lebendigen, selbständigen Wesen, die der Idee, der Anlage nach gleich sind, in der Erscheinung aber gleich oder ähnlich, ungleich oder unähnlich werden können."

Unser rationalistischer Zeitgeist hat uns dazu erzogen, alle Dinge der Natur anthropozentrisch und analysierend zu sehen. Wie Ruskin befürchtete, wurden Tiere, Pflanzen, Wasser und Erde auf die Marterbank des Fortschrittsglaubens gezogen, unser gestörtes Verhältnis zur Natur wird uns zum Fluch. Nur Kinder im Vorschulalter zeigen noch das unverbildete Gefühl dafür, worauf es beim Fragen ankommt, wenn man die Dinge nicht nur mit dem Verstand, sondern auch mit der Intuition und dem Herzen ansieht: Warum haben Apfelblüten immer nur fünf Blütenblätter? Weshalb werden manche Blätter im Herbst rot und andere gelb? Warum weben alle Spinnen schöne Netze? Wie hält die Schnekke ihr Haus fest?

Wenn wir Erwachsenen uns nicht mit einer oberflächlichen Antwort zufriedengeben wollen und uns mit der Apfelblüte und dem Schneckenhaus näher beschäftigen, werden wir die Perfektion einer absoluten Ordnung grundmusterbildender Prozesse in der Natur entdecken. Es offenbart sich etwas, das unendlich viel größer ist als wir und dennoch ein Teil von uns: die naturgesetzliche Ordnung der Form. Wenn wir Blüten, Tiere oder andere Schöpfungen der Natur betrachten, fällt uns auf, daß gewisse Proportionen sich stets wiederholen; aus der Verbindung sich ergänzender Gegensätze entsteht immer wieder eine harmonische Ordnung, die allem Gewachsenen oder auch dem von Meisterhand gefertigten Kunstwerk eigen ist. Wenn wir bei allen Formen der Natur stets auf die gleichen Grundstrukturen stoßen, sehen wir, daß alles in der Natur, wie Goethe es ausdrückt, miteinander verwandt ist. Durch das Begreifen dieser Ordnungsprinzipien wird uns die großangelegte Mathematik der Natur bewußt, und wir werden uns selbst als ein Muster der Natur sehen. Die Einheit in der Vielfältigkeit findet sich in den Proportionen des menschlichen Körpers, sie findet sich in jedem Tier, in jeder Pflanze, in jedem Stein. In der Mathematik der Natur ist nicht der Mensch das Maß aller Dinge, er ist nur ein Muster, ein Entwurf, wie alles andere auch Muster ist, Darstellung eines kosmischen Ordnungsprinzips, das weiser ist, als wir zu denken in der Lage sind.

Solange die Menschheit existiert, hat sie versucht, durch Zählen, Messen und Wiegen die kosmische Mathematik der Natur zu enträtseln. Daß etwa die Wachstumsspirale von Sonnenblumenblüten, von Gänseblümchen oder der Körperbau der Tiere vollkommen ausgewogene Proportionen aufweisen, ist ein Wunder, das zwar mathematisch berechenbar, aber deshalb noch lange nicht enträtselt ist oder gar durch seine Berechnungsfähigkeit nachbaubar würde. Auch kann das Wissen, weshalb eine Form in der Natur ideal ist, dem Menschen nicht das Recht zur Beherrschung des Objekts geben. Die vollkommene Harmonie von Proportionen, Farbe und Form kann der menschliche Geist in der Kunst nachvollziehen, in der Musik, in der Malerei, in der Architektur, in der Literatur. Je tiefer der Geist in die Gesetze einer größeren Ordnung einzudringen vermag, desto mehr wird das Auge sehen und das Herz fühlen. *Gleiches erkennt Gleiches;* und so wird unsere Bewunderung für das vollkommen Schöne mit einem Erkennen der natürlichen Harmonien zusammenhängen, die uns die Natur ins Herz geschrieben hat.

Im 6. Jahrhundert v. Chr. beschäftigten sich im klassischen Griechenland die Pythagoräer mit der Mathematik der Proportion in der Natur. Sie fanden heraus, daß die Natur das scheinbar Unmögliche vollbringt, nämlich Formen zu schaffen, die ähnlich und unähnlich zugleich sind. Der pythagoräische Gedanke, daß die Natur ideale Proportionen und Formen nie zufällig bildet, sondern immer wieder Gleiches oder Ähnliches hervorbringt, zeigt das Bild der Natur in der Vielfalt der Formen als Mikrokosmos und Spiegel des Makrokosmos.

Ob im menschlichen Körper, im Tier oder in der Pflanze, in den Formationen der Erde oder im Wasser – stets ist die Handschrift der Natur von den Gesetzen einer großen Ordnung bestimmt. Die innere Wahrheit der Formen, etwa die des Kreises, der Quadratur, des Pentagramms, der Spirale und Wirbel, der Einheit der Dreiheit, der Tetraeder, Oktaeder, Ikosaeder – alle Formen sind die Schrift der Gestalterin Natur und ewiggültig.

Im menschlichen und im tierischen Leib, in der Pflanze, in der Erde und im Wasser ist die Handschrift zu lesen. So findet sich in der Wirbelsäule des Menschen die Form des Pentagramms, wie sie sich auch in der Wirbelsäule der Wirbeltiere zeigt; in unserem Fingerabdruck sehen wir die Spirale, ihre Form wiederholt sich unendliche Male in der Vegetation; die Form der Pupillen und der Iris beschreibt den Kreis; ein schöner Vergleich aus der talmudischen Literatur sei hier angemerkt: „Die Welt gleicht dem Augapfel des Menschen: das Weiße in ihm ist der Ozean, der die ganze Welt umfließt; die Iris ist die bewohnte Welt; die Pupille darin ist Jerusalem, und das Gesicht darin ist der Tempel als der Mittelpunkt des Kosmos."

Die Diagramme der Natur weisen nicht nur ideale Proportionen und Farben in sich auf, sondern sie stellen auch ideale Beziehungen zu ihren nachbarlichen Formen und Farben her. Das Grundgesetz dieser Beziehungen wurde von den Pythagoräern berechnet und auf eine Formel gebracht:

„Der kleine Teil muß in demselben Verhältnis zum großen Teil stehen wie der große zum Ganzen."

Diese pythagoräische Formel ist die Grundlage des sogenannten Goldenen Schnitts. Der Begriff sagt aus, daß es sich hier um ein ganz besonderes, einmaliges Verhältnis der Proportion handelt: Auf jeder Strecke gibt es nur einen Punkt, der die Strecke in jene zwei ungleichen Teile zerlegt, die in diesem einmaligen Verhältnis zueinander stehen. Daher heißt dieser Punkt der Punkt des Goldenen Schnitts. Die Vollkommenheit dieses Verhältnisses löst ein unbewußtes Harmonieempfinden in uns aus, da wir bewußt oder unbewußt die in uns wohnende Mathematik der Natur erkennen. So ist beispielsweise die Goldene-Schnitt-Reihe in der Hand von den Handwurzelknochen bis zu den Fingerspitzen gut festzustellen. Sie bildet eine geometrische Reihe, bei welchem jedes Glied sich zum nächstgrößeren wie 1 zu 1,6 verhält.

Zwei geheimnisvolle Zahlen spielen bei der Berechnung des Goldenen Schnitts die ausschlaggebende Rolle: *1,6* und *0,618*. Auf der Grundlage der pythagoräischen Beobachtung wurde die berühmte Zahlenreihe von Fibonacci, wie man Leonardo von Pisa nannte, entwickelt, er führte sie vor ungefähr 800 Jahren in Europa ein, zusammen mit den indisch-arabischen Ziffern und dem Dezimalsystem. Die Zahlen, mit denen die benachbarten Zuwachsraten bezeichnet sind, ergeben eine Summenreihe, in der jede Zahl die Summe der *zwei* vorausgegangenen ist. Das sieht so aus: 1, 2, 3, 5, 8, 13, 21, 34, 55, 89, 144, 233, 377 usw. Das heißt:

$1+2=3$; $2+3=5$; $3+5=8$;
$5+8=13$; $8+13=21$; $13+21=34$.

Und so fort, bis ins Unendliche.

In dieser Zahlenreihe ergibt nun jede Zahl, wenn man sie durch die folgende teilt: *0,618*. Teilt man sie durch die vorhergehende, kommt *1,618* heraus. Dies wiederum sind die Verhältniszahlen zwischen den kleineren und den größeren Teilen des Goldenen

Schnitts. Die Gültigkeit dieser Zahlenwerte wurde seit Menschengedenken in der gesamten Literatur über den Goldenen Schnitt nachgewiesen, sei es in der Harmonielehre der Musik, in der Architektur oder in der Malerei. Und Vorbild für alle Form ist immer die Natur und ihre Gesetzmäßigkeit. So zeigt etwa die Grundstruktur der Sonnenblumenblüte logarithmische, mit den Radien gleiche Winkel bildende Wachstumsspiralen, die sich nach entgegengesetzten Richtungen öffnen. Die Gesamtharmonie der gegeneinanderwachsenden Samen ergaben bei einer Blüte 34 und 55 Spiralen:
34 : 55 = 0,6181818.
Man hat auch Sonnenblumen mit 89 und 144 oder mit 144 und 233 entgegengesetzten Spiralen gefunden:
89 : 144 = 0,6180555; 144 : 233 = 0,6180257.
Die pythagoräische Formel, wonach der kleine Teil im gleichen Verhältnis zum großen stehen sollte wie der große zum Ganzen, war die Grundformel der griechischen Menschendarstellung. Die Griechen meinten, daß der Mensch trotz all seiner Beschränktheit die Fähigkeit besitzt, die als göttlich erkannten Harmonien widerzuspiegeln: Die ideale Proportion des „schönen Menschen" zeigt die Formel des Pythagoras: der Kopf, als der kleinere Teil, steht im gleichen Verhältnis zum Oberkörper wie der Oberkörper im Verhältnis zum Ganzen. Der große Teil des menschlichen Leibes, von der Schulter bis zu den Fußsohlen, unterteilt sich in drei große Abschnitte: die Strecke von der Schulter bis zur Hüfte, von der Hüfte hin bis zum Knie, vom Knie bis zu den Zehen. Und so können wir nachrechnen, ob wir ideale Maße haben, ob unsere Maße dem Goldenen Schnitt entsprechen oder wo sie vom Idealmaß abweichen. Bedenken Sie bei der Berechnung jedoch, daß wir hier nur das Längenmaß des Körpers messen und die Breitenwirkung nicht in Betracht gezogen werden kann.

Beispiel

Körpergröße 1,70 m

170,00 cm : 1,6 = 106,25 cm
= Hüfte bis Fuß
106,25 cm : 1,6 = 66,41 cm
= Hüfte bis Knie
66,41 cm : 1,6 = 41,51 cm
= Schulter bis Hüfte
41,51 cm : 1,6 = 25,94 cm
= Kopf plus ca. 3 cm optische Verlängerung

Wir sehen, daß sich bei der idealen Körperproportion der große Teil des Leibes von den Schultern bis zu den Zehenspitzen in etwa drei gleich große Teile aufteilt. Da wir aber sicher nicht alle den pythagoräischen Traummaßen entsprechen, können wir die Maße des Goldenen Schnitts durch die Kleidung und durch die Farbe herbeizaubern. Sind zum Beispiel die Beine zu kurz, so kann man genau errechnen, wie hoch der Absatz sein

Das ideale Maß des Goldenen Schnitts

Körpergröße	: 1,6	=	Länge oberer Hüftknochen bis zu den Fußsohlen
Summe	: 1,6	=	Länge oberer Hüftknochen bis Ende Kniescheibe
Summe	: 1,6	=	Länge von der Schulter bis zur Hüfte
Summe	: 1,6	=	Kopf, vom Kinn bis ca. 3 cm über den Haaransatz hinaus

muß, um die Idealmaße des Goldenen Schnitts zu erreichen. Ist der Oberkörper zu kurz, wird man die Länge der Jacken und Pullover in proportional richtiger Länge wählen, um die Taillenlinie zu überspielen. Außerdem kann man mit den Farben optisch ungünstige Formen korrigieren.

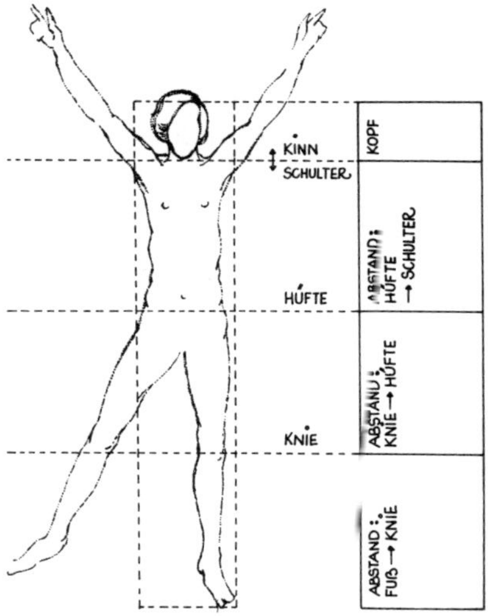

Der Kunstpädagoge Johannes Itten untersuchte den Goldenen Schnitt an der Farbwirkung und schrieb darüber folgendes: „Viele Untersuchungen über das Problem der Tiefenwirkung der Farben brachten mich zu der Schlußfolgerung, daß die sechs Grundfarben auf schwarzem Hintergrund in der Wirkung ihrer Tiefenstufen den Proportionen des Goldenen Schnitts entsprechen. Eine Strecke im Goldenen Schnitt teilen, heißt, daß sich der kleine Abschnitt zum großen Abschnitt verhält wie der große Abschnitt zur ganzen Strecke. Wenn die Strecke AB im Goldenen Schnitt bei C geteilt ist, bedeutet das, daß sich AC zu CB verhält wie CB zu AB. Man bezeichnet die kleinere Strecke AC als ‚minor' und die größere Strecke CB als ‚major'. Für die Farben erweist sich folgendes: wenn Orange zwischen die Tiefenstufe von Gelb-Rot gesetzt wird, so wirken die Tiefenabstände Gelb-Orange und Orange-Rot wie minor zu major."

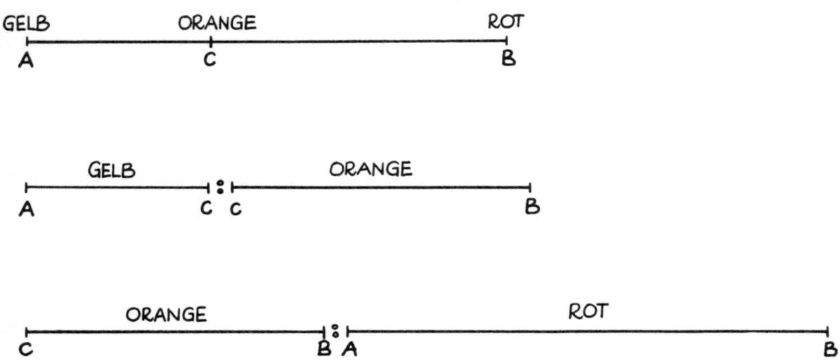

Der Goldene Schnitt: „Der kleine Teil muß in demselben Verhältnis zum großen Teil stehen wie der große zum Ganzen."

10. Kapitel

Die Kraft des Kreises

Westliche und östliche Religionen, Philosophien und Wissenschaften liefern uns immer wieder Beispiele dafür, daß unter der widerspruchsvollen Oberfläche dieser Welt eine nach Einheit strebende Kraft existiert, die sich in harmonischen, ausgewogenen Grundmustern manifestiert. Alle Kulturen kennen das Symbol des Kreises als Muster der Ganzheit: Symbol der Erde, des Himmels und der Unendlichkeit. Immer ist der Kreis der Mittelpunkt und die Quelle alles Schöpferischen, Symbol der Darstellung als Spiegelbild der Natur. Alles Leben beginnt im Kreis, in der Zelle, alles Lebendige ist im Kreis darstellbar. Der Kreis, die Urzelle, das Uratom, der Mikrokosmos des Makrokosmos.

Der Kreis als geistiges Bild des Lebens, das der Mensch durch seine Imagination füllt, begleitet die Menschheit in der Kunst der Darstellung. Die weisen Frauen des Mittelalters legten Kreise aus Steinen; die Steine standen für sie im Zusammenhang mit dem Kosmos, den Pflanzen, den Zeiten und der Entwicklungsgeschichte der Erde. Die Steinkreise, aus neun, achtzehn oder siebenundzwanzig Steinen gelegt, bezeichneten die vier Himmelsrichtungen, Sommer- und Wintersonnwend, Tag- und Nachtgleiche. Die Steinkreise dienten der Einteilung der Monate nach dem Mond und der Einteilung der Jahreszeiten nach der Sonne. Die Zahl neun, eine magische Ziffer in der Zahlenmystik, enthält dreimal die drei, die weibliche Dreifaltigkeit, mit ihr beschwor man das Erscheinen der Mondgöttin Triade. Die Magie der weiblichen Mondkraft sollte die Erde für den Akkerbau bereitmachen; der Kreislauf des Wachstums durch das Rad der Jahreszeiten wurde von den Menschen des Mittelalters nicht linear gefühlt, sondern kreisend und bei allmählicher Weiterentwicklung des Wachsens in spiralen Läufen. Es bestand eine harmonische Übereinstimmung des Menschen mit der Natur, die sich in kultischen Bräuchen darstellte. Die große Naturkultur des Mittelalters fiel dem blutigen Vernichtungswahn der Kirche zum Opfer.

Die bildliche Darstellung des Lebens im Kreissymbol finden wir deshalb vor allem in den östlichen Kulturen, wo Religion und Naturglaube nicht durch Kirchenmacht voneinander getrennt wurden. In den Mandalas des Lamaismus und des Tantrischen Yoga ist Natur, Kunst und Leben eine große Einheit, der Mensch mit der Natur identisch. Die Darstellungen im Kreis umschließen das Leben und die Schöpfung und verwirklichen nachbildend den innersten Kern, das Wesen aller Dinge.

Die Quadratur im Kreis zeigt uns die vier Himmelsrichtungen, die vier Jahreszeiten, die Darstellungen der vier Elemente, Feuer, Wasser, Erde und Luft. Auch die Ziffer Zwölf spielt in diesen Darstellungen eine Schlüsselrolle, aus der Vier der Quadratur und der Drei der göttlichen Trinität entsteht drei Mal vier: Denken wir an die zwölf Monate des Jahres, die zwölf Tierkreiszeichen, die zwölf

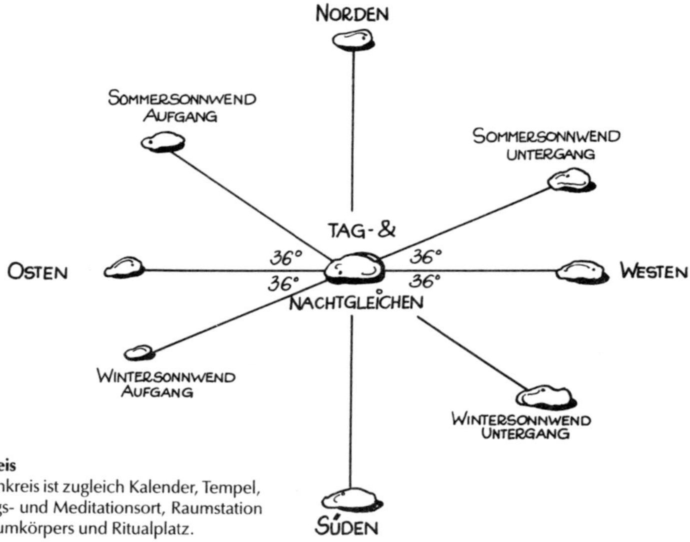

Steinkreis
Ein Steinkreis ist zugleich Kalender, Tempel, Heilungs- und Meditationsort, Raumstation des Traumkörpers und Ritualplatz.

Apostel, die zweimal zwölf Stunden des Tages und der Nacht. Die Eins und die Zwei der Zwölf ergeben wiederum die Zahl Drei, Symbolzahl des Kreises.

Das Mandala ist ein Bild, das intuitiv vom Auge erfaßt wird, und die Darstellungen entsprechen häufig dem Aufbau des Auges. Die Pupille ist eine Mandala-Form: Das Auge empfängt Licht und projiziert seine Wahrnehmungen von außen durch die Pupille, das heißt durch den Mittelpunkt eines kleinen Kreises. So gilt in den Mandalas das Auge als Vermittler zwischen dem Licht von außen und dem Licht, das im Innern brennt. Nach Matthäus sagt Christus: „Das Auge ist des Leibes Licht. Wenn Dein Auge lauter ist, so wird dein ganzer Leib licht sein." Und übereinstimmend heißt es im Lamaismus: „Zuallererst ist es nötig, das Auge dem Gegenstand entsprechend und ähnlich zu machen, der betrachtet werden soll. Niemals hätte das Auge die Sonne wahrnehmen können, wenn es nicht zuerst die Form der Sonne angenommen hätte; ebenso kann die Seele Schönheit nicht erkennen, bevor sie nicht zuerst selbst schön geworden ist."

Symbolik der Zahlen

1	Das Selbst
2	Dualität
3	Geistiges Erkennen
4	Materie, Erde
5	Menschwerdung, Humanitas
6	Schwingung, Harmonie
7	Hypothese
8	Das Durchdringen, Leid
9	Metamorphose, Umwandlung Änderung
0	TAO

So stellt auch der Farbenkreis ein Mandala dar: Es bewegt sich darin das Dunkle zum Hellen, das Helle zum Dunklen wie der Tag zur Nacht und die Nacht zum Tag. Linksdrehend bewegt sich das Licht des Gelben über die warmen Farben hin zum Violetten. Die linke Seite des Menschen ist die Herzseite und symbolisch für die Psyche. Im Farbenkreis linksdrehend bewegt sich das Gelb ins Rote, in die Symbolfarbe des Lebens, der Farbe der Liebe und des Blutes. Die rechte Seite des menschlichen Leibes gilt als Platz des Verstandes und der Vernunft. Rechtsdrehend bewegen sich die Farben vom Gelben, dem Licht, in die kalten Farben des Grünen und Blauen zum Blauviolett, der dunkelsten Farbe im Farbenrad. Nach dem Komplementärgesetz der Farben besteht zwischen kalt und warm, zwischen Körper und Psyche die Magie gegenseitiger Anziehung und Ergänzung. Der zirkulierende Prozeß des Durchwanderns der warmen und der kalten Farben ist wie der Spiegel der menschlichen Entfaltung. Eine besondere Parallele finden wir dazu bei Guillaume de Digulleville, dem Prior des Zisterzienserklosters von Châlis, der zwischen

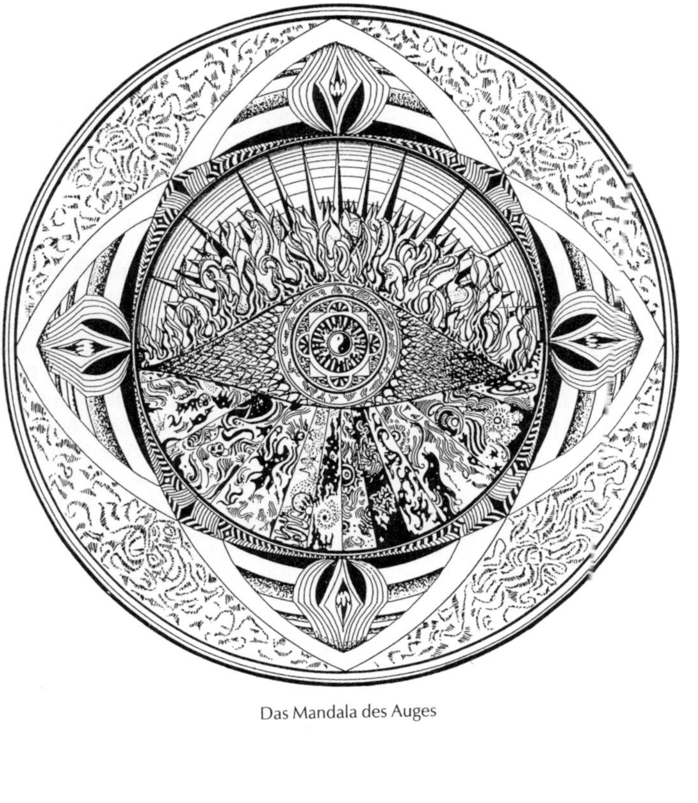

Das Mandala des Auges

1330 und 1335 ein Werk unter dem Titel „Die Wallfahrten des menschlichen Lebens, der Seele und Jesus Christus“ verfaßt hat. C. G. Jung berichtet in seinem Buch „Psychologie und Alchemie“ über den Prior und seine Vision des Paradieses. Dieses zeigt sich in sieben großen kreisrunden Sphären, von denen jede sieben kleinere enthält. Ein Engel, der den Dichter führt, zeigt diesem das Paradies, den Kreis in saphirblauer Farbe, wobei sich aus einem großen Kreis ein kleinerer herausbewegt wie eine rollende Scheibe. Der Engel spricht zu Guillaume: „Der Kreis, den du da siehst, ist der Kalender, der innerhalb seines vollen Umlaufs die Tage der Heiligen anzeigt, wann sie gefeiert werden sollen. Jedes Jahr durchläuft den Kreis einmal. Jeder Stern steht da für einen Tag. Jede Sonne für den Zeitraum von dreißig Tagen oder für ein Tierkreiszeichen.“ Der Engel belehrt nun Guillaume weiters über die Bedeutung des Tierkreises hinsichtlich der Heilsgeschichte und schließt mit der Bemerkung, daß im Zeichen der Fische das Fest der zwölf Fischer, die dann vor der göttlichen Dreifaltigkeit erscheinen, gefeiert werde. Da erkennt Guillaume plötzlich, daß er das Wesen der Trinität eigentlich nie richtig verstanden hat, und er bittet den Engel um eine Erklärung. Der Engel antwortet ihm: „Or, il y a trois couleurs principales: le vert, le rouge et l'or. Ces trois couleurs se voient réunies en maints ouvrages de soie moirée et dans les plumes de maints oiseaux, tel le paon. Le roi de toute puissance qui met trois couleurs en unité ne peut-il faire aussi qu'une substance soit trois?“ (Nun gibt es drei Hauptfarben: Grün, Rot und Gold. Diese drei Farben sieht man in manchen Handarbeiten aus moirierter Seide und im Gefieder mancher Vögel, so etwa des Pfaus. Kann der König der Allmacht, der drei Farben zur Einheit macht, nicht auch bewirken, daß eine Substanz drei sei?)

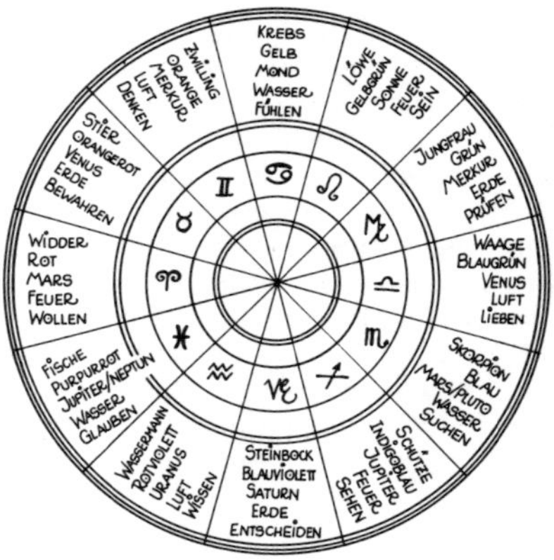

Nach diesem Bericht über die Farbverkündigung des Engels geht C. G. Jung der Frage nach, weshalb der Engel das Blau nicht verkündet habe? Das Blau, Symbolik der weiblichen Urkraft, der Anima, der Erde und des Unbewußten wird in vielen religiösen Darstellungen als Urfarbe des Weiblichen gesehen, es ist die traditionelle Farbe des Himmelsmantels der Jungfrau, die Farbe der weiblichen Tiefe. Ich frage mich, ob Jung übersehen hat, daß sich die Farbe Grün, die der Engel verkündete, aus zwei Farben zusammensetzt: aus dem Blau und dem Gelb. So könnte man vielleicht davon ausgehen, daß die Verkündigung des Engels eine sehr tiefe und weise Bedeutung hat: nach den Gesetzen der Farbenlehre gibt es nur drei Farben, das Blau, das Rot und das Gelb. Der Engel schreibt das Gold – symbolisch für das Göttliche des Gelben – Gottvater zu, das Rot Jesus Christus, weil er sein Blut vergossen hat, und dem heiligen Geist die Farbe Grün als Symbolfarbe der Erleuchtung. Es ist vorstellbar, daß die Einigung des scheinbar Gegensätzlichen, des Gelben und des Blauen, eine dritte Dimension hervorbringt, die Metamorphose der Erleuchtung, die der heilige Geist symbolisiert. In der chinesischen Philosophie wird das Gelb dem Yang, dem männlichen Prinzip, zugeordnet, und das Blau dem Yin, dem Weiblichen. Wollte der Engel andeuten, daß die Einigkeit zwischen Gelb und Blau, die Aufhebung der Polarität, nur das *Grün* sein kann? Denn der Himmel ist nicht, wie es die populäre Religion gern hätte, ein Zustand alles Positiven ohne alles Negative, sondern der Zustand der Erkenntnis von „Nicht-Gegensätzen" oder „Nicht-Zweiheit", zumindest nach dem *Thomasevangelium,* der gnostischen bzw. apokryphen Sammlung von Worten Jesu außerhalb des großkirchlichen Kanons: „Sie sagten zu ihm: Werden wir dann, wenn wir Kinder sind, ins Himmelreich eingehen? Jesus sagte zu ihnen: Wenn ihr aus den zweien eins macht, und wenn ihr das Innere wie das Äußere macht, und das Äußere wie das Innere und das Darüber wie das Darunter, und wenn ihr aus dem Männlichen und dem Weiblichen eines macht, dann werdet ihr ins Himmelreich eingehen."

So können wir die Farben im Farbenkreis einmal in ihrer Komplementärsymbolik in Beziehung zur Natur und im Hinblick auf die Überwindung der Gegensätze in Beziehung zur Entfaltung der menschlichen Psyche bringen. Eine weitere Perspektive eröffnet der Farbenkreis in der Darstellung der Farben von außen nach innen und von innen nach außen. Sehen Sie sich den Farbenkreis an: Jede Farbe durchläuft die Valeurs vom Dunklen ins Helle. Ihre metamorphe Entwicklung verläuft zentripetal, zum Mittelpunkt hinstrebend. Denken wir daran, daß auch das Herz des Menschen zentripetal ist und nicht zentrifugal, vom Mittelpunkt wegstrebend. Denkt man über den Weg der Farben vom Dunklen ins Helle nach und über den Werdegang der menschlichen Entfaltung, die sich bei einer positiven Entwicklung vom Dunklen ins Helle bewegt, können wir die sieben Stufen vom Dunklen ins Helle wie sieben Mandalastufen betrachten.

Am Beispiel des Farbenkreises

Die zentripetale Entwicklung des Denkens, Fühlens und Handelns

In der Verdunklung: Der eindimensionale Mensch – Das egozentrische Denken.

Charakteristik: ICH stehe im Mittelpunkt der Dinge. ICH-Bewußtheit. Am ICH orientiertes Denken und Handeln. Das Maß der Dinge bin ICH. ICH-Herrlichkeit. Gefangener der eigenen ICH-Welt.

In der Aufhellung: Der zweidimensionale Mensch – Das anthropozentrische Denken.

Charakteristik: Der MENSCH steht im Mittelpunkt der Dinge. Der MENSCH schafft Werte. Der MENSCH ist die Krone der Schöpfung. Der Tanz ums goldene Kalb. Forschung und Wissenschaft beherrschen die Natur. Weitere Form der ICH-Entfaltung.

Im Hellen: Der dreidimensionale Mensch – Das biozentrische Denken

Charakteristik: WIR ALLE sind ein Teil des Ganzen. Das Maß der Dinge setzt nicht der Mensch. Das Maß der Dinge ist das Leben und das Recht des Lebendigen. Globales Denken und Handeln. SELBST-Entfaltung statt ICH-Entwicklung.

Im Licht: Die vierte Dimension – Das theozentrische Denken.

Charakteristik: Das SELBST wird Einheit mit allem Leben, wird zum All-Eins-Sein. Der Mensch erlebt seine Menschwerdung und stellt sich ganz in den Dienst einer größeren Ordnung.

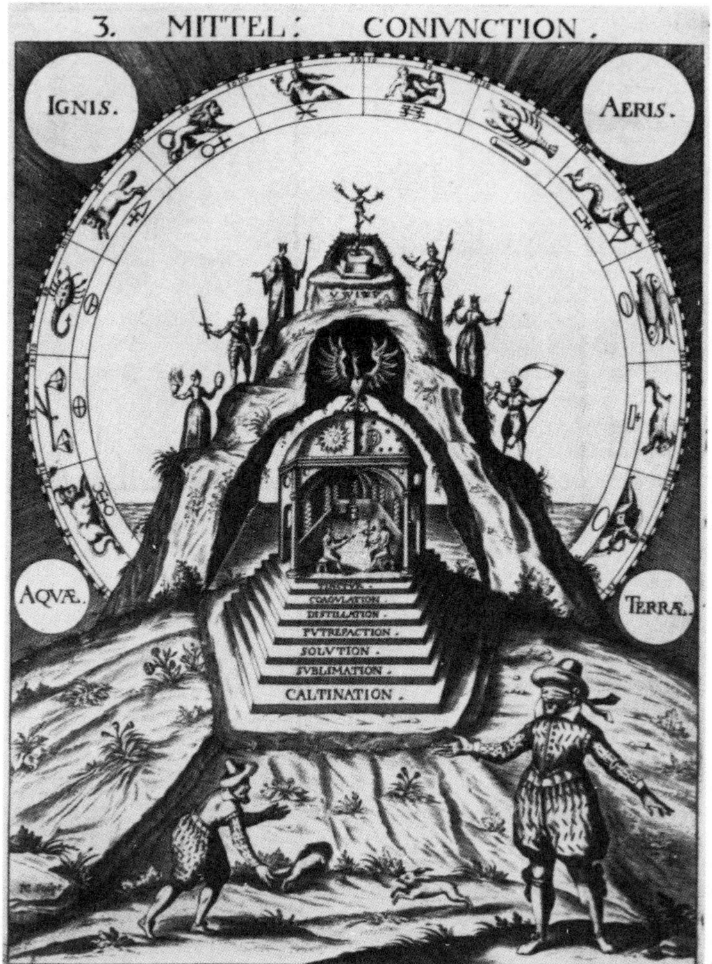

Der „Berg der Adepten“. – Der Tempel der Weisen von Sonne und Mond erleuchtet, steht auf den sieben Stufen, darüber der Phönix. Der Tempel ist im Berge verborgen, was darauf hindeutet, daß der Stein der Philosophen in der Erde liegt, aus der er extrahiert und gereinigt werden muß. Der Zodiakus im Hintergrund symbolisiert den Kreislauf der Zeit. Die vier Elemente in den Ecken weisen auf die Ganzheit. Unten rechts: der verblendete Mensch; links: der Forscher, der dem Instinkt der Natur folgt. Abb. aus: *Die Cabala, Spiegel der Kunst und Natur,* Augsburg 1615.

11. Kapitel

Die Heilkraft der Farben

Wir leben in einer Zeit, deren Mangel an Wissen über die vielfältigen Beziehungen zwischen Mensch, Natur und Universum vor allem in der medizinischen Forschung zu einer verhängnisvollen Entfremdung des Menschen von seiner eigenen Natur geführt hat. Eine der wichtigsten Prämissen der modernen medizinischen Forschung besteht darin, nur sichtbare Phänomene und das sogenannte Beweisbare für gültig zu erklären. Dieser Denkansatz führte in die mechanistische Auffassung vom Menschen und damit in die mechanistische Apparatemedizin und die oberflächenhafte Symptomenbehandlung. Es ist zwar auch das Vorhandensein von Seele nicht beweisbar, und obwohl jeder Mensch weiß, daß er Seele hat, muß er sich als Kranker durch die Schulmedizin schleusen lassen wie ein Auto durch den Technischen Überwachungsdienst. Als gäbe es die Ursache der Erkrankung in der Psyche nicht, wird auch die Heilung erst gar nicht durch eine seelische und körperliche Regeneration angestrebt. Auf der Marterbank der Forschung wächst keine Liebe zum Menschen. Durch millionenfache Tierfolter sich an Grausamkeit gewöhnend, will die Forschung herausfinden, was dem Menschen guttut. Diese kalte Mißachtung des Lebens als Methode der Forschung kehrt als ebenso kalte Methode in der Behandlung des kranken Menschen zurück und wird zum Unheil.

Als Ärzte noch Priester, Heilige und Seher waren, denen eine mächtige Pharmaindustrie das Fühlen und Denken nicht abnehmen konnte, wurde der kranke Mensch in seiner gesamten Problematik gesehen, Leib und Psyche nicht voneinander trennend. Einer der großen Weisen in der Heilkunde war Paracelsus (1493–1541). Er glaubte an die selbstheilende Kraft, die in jedem Menschen steckt und die es vor allem zu aktivieren gilt: „Es gibt keine Heilmittel und auch keine Heilkräfte, die man in den Körper hineinschütten könnte. Heilen kann nur einer. Es ist der unfaßbar kundige und unbegrenzt tüchtige Heilmeister in uns. Er ist imstande, alles zu kurieren. Wenn ein Mensch krank wird, dann nur, weil der innere Heilmeister durch ein falsches Leben geschwächt und behindert wurde. Wenn ich heilen will, kann ich nichts anderes tun, als ihm zu Kräften zu verhelfen. Das ist genauso, wie wenn ich eine halb erloschene Glut wieder entfachen will. Ich brauche dazu kein Feuer, sondern nur einen winzigen Funken. Ein Funke genügt doch auch, einen ganzen Wald in Brand zu setzen. Suche den Funken, der das Feuer Deiner Heilkraft in Dir entzündet!"

Der Mensch in seiner tiefverwurzelten Naturzugehörigkeit verfügt über subtile Energien, die den Kräften der Natur ähnlich sind. *Gleiches heilt Gleiches,* dieser Lehrsatz des Paracelsus zeugt von großem Verstehen der Zusammenhänge zwischen Mensch, Natur und Universum. Wir kennen jahrhundertealte Heilsysteme, die uns lehren, die Krankheit ganzheitlich zu begreifen und für die Heilung naturähnliche physische und psychische Energien zu aktivieren. In der Medizin der Schamanen, in der chinesischen und in der tibetischen Heilkunde sowie in der Homöopathie ist das uralte Wissen über die Beziehungen zwischen Mensch und Natur geborgen, und diese Erfahrungsmedizin kennt keine Spaltung zwischen Mensch und Natur, zwischen Geist und Psyche.

Zu den ältesten Zeugnissen der Heilkunde gehört die Verwendung von Farben. Davon ausgehend, daß der Menschenkörper und der Körper der Erde nach den gleichen Prinzipien aufgebaut sind und mit den gleichen Prinzipien der Erde und des Kosmos korrespondieren, galten die Farben seit jeher als Korrespondenzmittel zwischen ähnlichen Systemen. Die Farben der Pflanzen und Kräuter, die der Erden und Wässer, die Energien von Steinen, Edelsteinen und Metallen wurden von jeher als subtile Kraft eingesetzt, um die ebenso subtilen Energien des menschlichen Leibes entweder zu aktivieren oder zu beruhigen. Wir sehen, daß unsere Speisen farbig sind, die Früchte, die Gemüse, die Getreide. Wir essen die Farben, es wäre uns unvorstellbar, stets Weißes oder Farbloses zu uns zu nehmen. Unser Organismus nimmt die Farben auf, assimiliert sie und scheidet sie in den Farben der Erde wieder aus.

Eine Pflanze gewinnt Energie aus Sonnenlicht, Chlorophyll, das grüne Pigment in der Pflanze, nimmt Sonnenenergie auf und wandelt es um. Die Art und Weise, wie der Mensch nicht nur von Licht und Sonne, sondern aus den vielgestaltigen Kräften der Elemente Energie bezieht und umwandelt, bildet eine der Grundlagen der Farbtherapie. Die Heilung mit Farben geht von der Grundidee aus, daß der Mensch mit der Farbe verwandt ist, wie er auch verwandt ist mit aller Natur, mit Tieren, Pflanzen, Steinen, Kristallen, Elementen und Planeten. Der Mensch ist farbig, und in jeder Zelle seines Körpers ist die Farbigkeit in allen Nuancen des Farbenkreises zu sehen. Die Verwandtschaft unserer Farbigkeit mit der Naturkraft Farbe korrespondiert in Schwingungen, und mit Hilfe dieser schwingenden Energie wird die Farbe als Heilkraft angewendet. In der Farbheilkunde besteht der Mensch natürlich nicht nur aus der Materie seines Leibes. Er verfügt über Energiezentren in Geist und Psyche, die mit seinem Leib innig verbunden sind.

So geht die Farbtherapie davon aus, daß die Ursache einer Erkrankung in der Störung der Harmonie des Zusammenspiels zwischen Materie (Körper) und Psyche zu finden und die Heilung nur in der tiefsten Wurzel des Selbst zu suchen ist. Die Selbstheilungskraft des Individuums wird durch Farben angeregt, die Farbschwingung soll die Eigenschwingung des Kranken aktivieren.

Die Energiezentren, die sogenannten Chakren, sind nach indischem und chinesischem Wissen sowie nach der Überlieferung der nordamerikanischen Hopi-Indianer sieben verschiedene, ineinanderwirkende Energiezentren, die sich in der energetischen Abstrahlung und in der feinstofflichen Aura des Menschen zeigen. Das Wort Chakra ist ein Begriff aus dem Sanskrit und bedeutet Rad, denn die Chakren bewegen sich wie radförmige Wirbel. Diese sieben Chakren, wie sie im menschlichen Individuum erscheinen, entsprechen den sieben Entwicklungsstufen des Menschen. Die Lokalisierung der Chakren ist jedoch nicht symbolisch, sondern tatsächlich: Das erste Chakra, beim Anus, repräsentiert die Materie. Das zweite die sexuelle Energie, das dritte, im Solarplexus, die „Bauch-Reaktion", Emotion, Kraft, Vitalität. Das Herzchakra repräsentiert Liebe und Zuneigung; das fünfte, im Kehlkopf, Verstand und Wille. Das sechste, das der Stirn, höhere, mental-psychische Kraft; das siebte, im Gehirn und über dem Scheitel, stellt Transzendenz dar. An diesen Lokalisierungen und ihrer Aussage gibt es weder etwas Okkultes noch besonders Geheimnisvolles. Manche Menschen können die Chakren und die energetische Abstrahlung mit bloßem Auge wahrnehmen, wozu sie nicht unbedingt zu den „Auserwählten" gehören müssen. Mit Hilfe der Kirlian-Fotografie gelang es, die energetische Abstrahlung auf dem Bild sichtbar zu machen. Das russische Forscherpaar Walentina und Semjon Kirlian entwickelten eine spezielle Fototechnik, durch welche sich Energieabstrahlung und magnetische Kraftfelder an Körpern fotografieren lassen. Die Bilder zeigen farbige Energiezentren, an welchen sich der physische und psychische Gesundheitszustand deutlich erkennen läßt. Es ist uns ja bekannt, daß sowohl an den Fußsohlen wie an den Fingerkuppen Korrespondenzpunkte zu den inneren Organen bestehen, aus dieser Kenntnis entwickelte sich die Heilmethode der Fußreflexionenmassage. Wir dürfen annehmen, daß mit Hilfe der Kirlian-Fotografietechnik

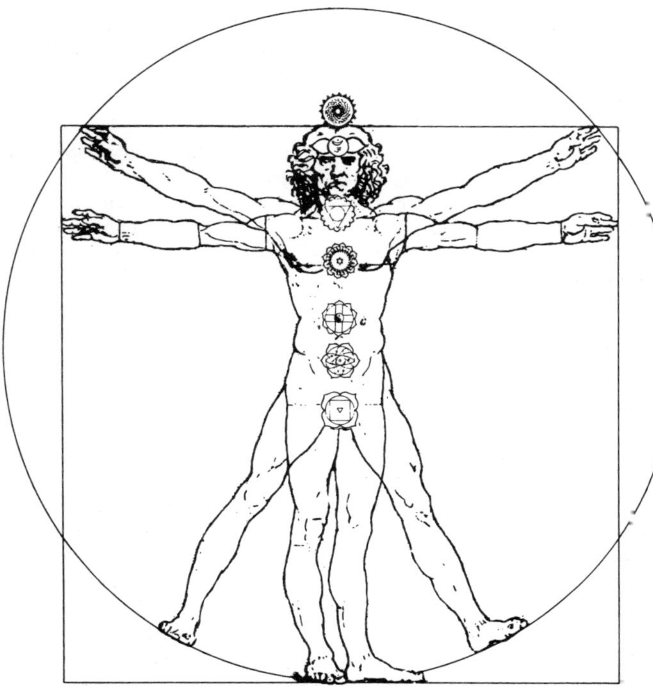

Die Lokalisierung der sieben Chakren

die medizinische Diagnostik bei der Früherkennung physischer und psychischer Störungen Zukunft haben wird.

Der amerikanische Biologe Rupert Sheldrake bezeichnet die farbigen Energieschwingungen als morphogenetische Felder, die allen Körpern anhaften und im Bild nicht nur den Jetzt-Zustand der Körper zeigen. Für Rupert Sheldrake sind die Energiefelder auch Träger kollektiver Information und Übermittler genetischer Codes. Nicht nur der Mensch ist von Energieabstrahlung umsäumt. Alles, was lebt, hat morphogenetisches Feld, jedes Blatt, jeder Baum, Tiere, Steine, Wasser und Erde. Die Kirlian-Bilder erinnern an die farbigen Schatten, die Goethe durch das Prisma beobachtete und als den Abglanz des Göttlichen sah.

Es besteht kein Grund anzunehmen, durch das Vorhandensein kosmischer Energie in der Aura oder in den morphogenetischen Feldern stelle allein der Mensch den Abglanz des Universums dar; dies wäre ebenso eindimensional gedacht wie die Vorstellung, nur der Mensch sei dem Göttlichen ähnlich und daher das Maß aller Dinge. Das anthropozentrische Denken vergißt nur allzugern, daß die Natur im Gegensatz zum Menschen ganz und gar *unschuldig* ist. Und während Esoteriker sich den Kopf über die Jenseitsbedeutung ihres Ätherleibes zerbrechen, versäumen sie häufig, die Fenster zu öffnen, um ihr Herz in der Psyche der Natur klopfen zu hören. Da nur der Mensch das Böse kennt und ausübt, kann nur er sich schuldig machen. Aber das Maß der Dinge wird wohl das Unschuldige sein, jene Unschuld Natur, deren universeller Weisheit unser Denken nicht gewachsen ist.

Die enge Verflechtung von Mensch und Natur hat Albert Einstein in folgende Gedanken gefaßt: „Das tiefste und erhabendste Gefühl, dessen wir fähig sind, ist das Erlebnis des Mystischen. Aus ihm keimt alle Wissenschaft. Wem dieses Gefühl fremd ist, wer sich nicht mehr wundern und in Ehrfurcht verlieren kann, der ist bereits tot. Das Wissen darum, daß das Unerforschliche wirklich existiert und daß es sich als höchste Wahrheit und strahlendste Schönheit offenbart, wovon wir nur eine dumpfe Ahnung haben können – dieses Wissen und diese Ahnung sind der Kern aller Religiosität. In diesem Sinne, und in diesem allein, zähle ich mich zu den religiösen Menschen."

In der Farbtherapie trägt die Anregung der Chakrafarben durch die Farben von außen zur Anregung psychischer und physischer Kraft bei. Dies erfolgt einmal durch die meditative Betrachtung bestimmter Farben in der Stille eines Raumes. Es geschieht auch durch den Umgang mit Menschen, bewußt oder unbewußt, die besonders intensiv Energie abstrahlen. Man geht hier prinzipiell davon aus, daß die magische Anziehung zwischen Freunden und Liebespartnern oder zwischen Menschen, die etwas voneinander lernen können, auf korrespondierenden Kombinationen von Farbschwingung intuitiv empfunden wird. Der Mensch strebt nach Gleichklang und fühlt sich von Menschen und Dingen angezogen, die ihm Gleichklang vermitteln: *Gleiches erkennt Gleiches*. Oder er fühlt sich hingezogen zu Menschen, die ihm Aufgaben stellen: *Gleiches ergänzt sich im Gegensätzlichen*. Man spricht oft von magnetischer Anziehungskraft zwischen Liebenden, und es ist denkbar, daß das Einander-Suchen und -Finden zweier Menschen auf Schwingungen basiert, die außerhalb unserer rationalen Erfaßbarkeit liegen. Wir erleben, daß uns ein Mensch gerade zum richtigen Zeitpunkt im Leben begegnet, und es fragt sich, welche Rufe unser Inneres ausgesendet haben mag, um diesen Menschen anzuziehen?

Die Kirlian-Fotografie

Die klassische Kirlian-Fotografie wurde vom „Institut für Spirituelle Physik" in München weiterentwickelt. Kirlian-Fotografien zeigen die Verteilung elektrischer Ladungsträger (Elektronen, negative und positive Ionen) in einem Hochspannungs-Hochfrequenzfeld. Die Ladungsträger regen durch Stoßionisation die umgebende Luft zum Leuchten an. Anhand der Qualität der Leuchterscheinungen – Form, Struktur und Farbe – läßt sich der biogenetische Zustand des so fotografierten Objekts beurteilen, der Gesundheits- und Bewußtseinszustand von Menschen abbilden. Damit wurde die Kirlian-Fotografie auch eine exzellente und ungefährliche Methode zur medizinischen Diagnose.

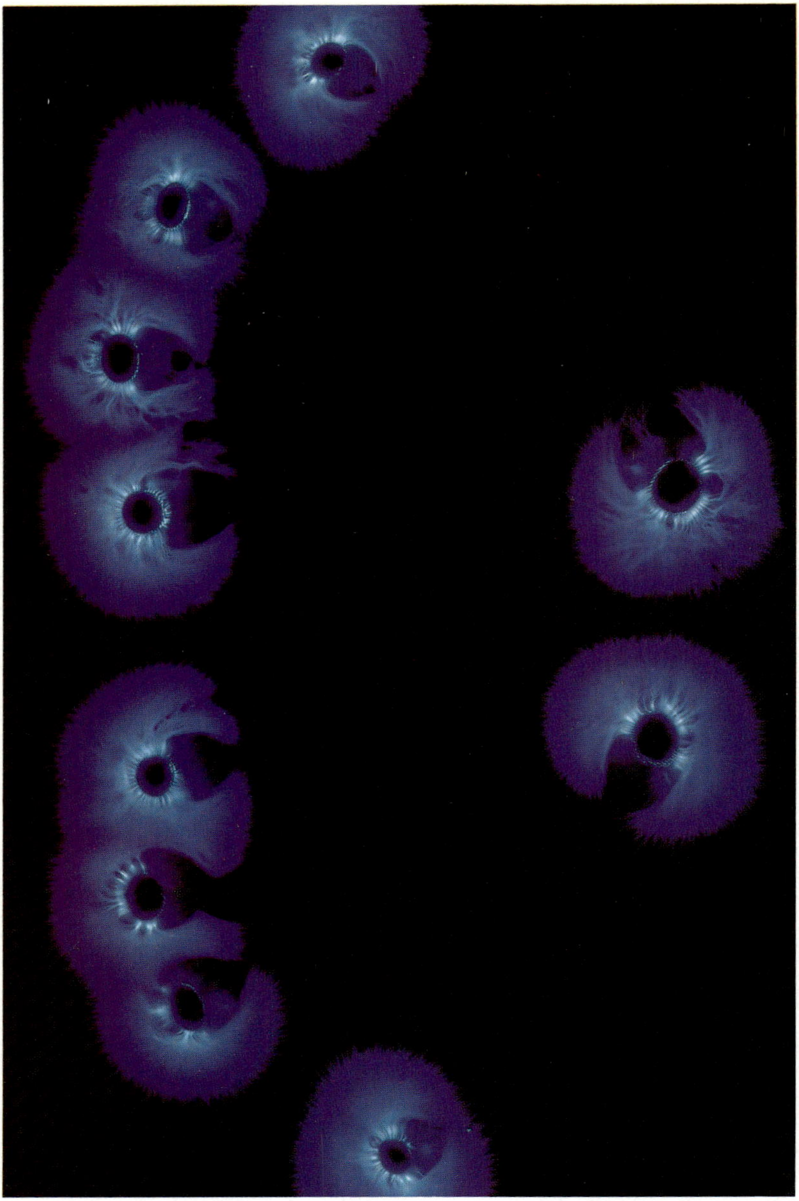

Abb. 1 zeigt eine Kirlian-Fotografie der Fingerspitzen eines Menschen. Im Bereich der Unterseiten der Fingerspitzen sind Störungen im Fluß der elektrischen Ladungsträger zu erkennen. Dieses Strahlungsungleichgewicht korrespondiert im Körper des betreffenden Menschen mit Blockaden im Bereich des Bauchs, die zu physischen Erkrankungen führen können.

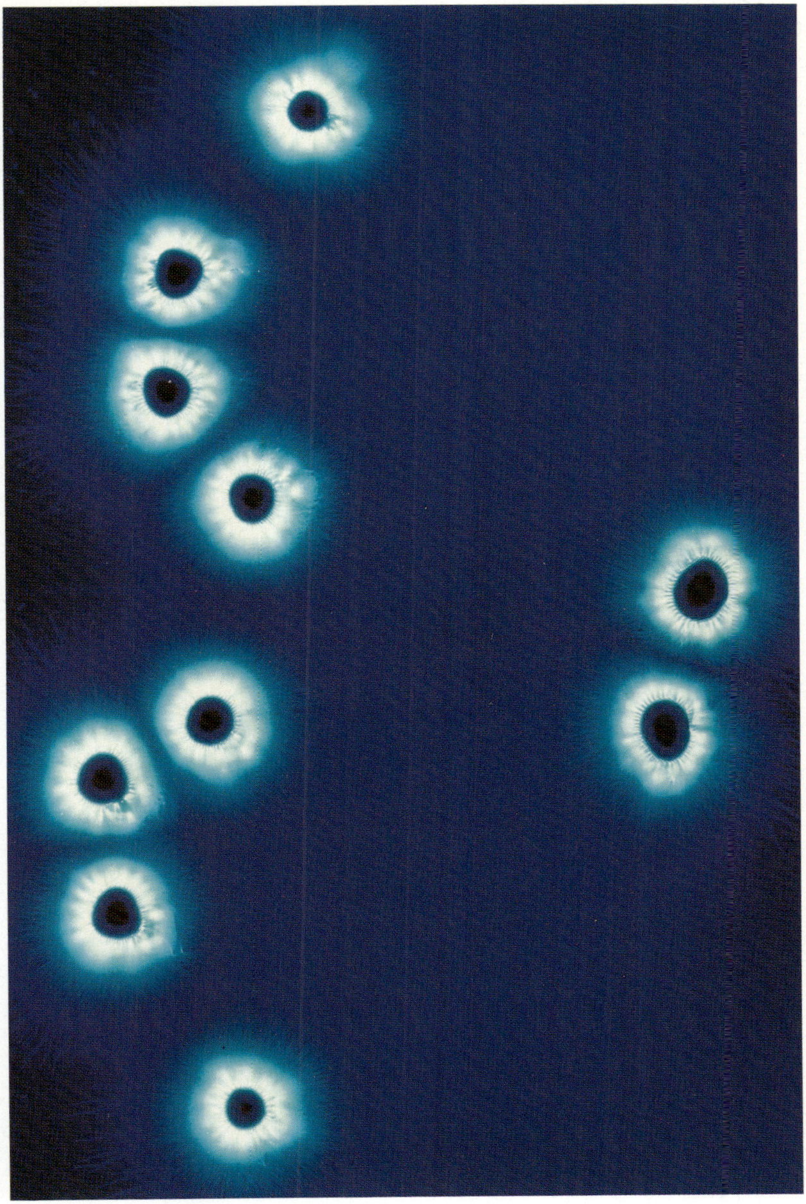

Abb. 2 zeigt eine Kirlian-Fotografie der Fingerspitzen eines Menschen in physisch und psychisch gesundem Zustand.

Weiters verwendet die Farbtherapie als sanften Weg der Heilung die Lichtbestrahlung mit solchen Farben, die den jeweiligen Leiden als Heilfarben zugeordnet sind. Ultraviolette und infrarote Lichtbestrahlungen sind in der Therapie seit langem bekannt. Weniger bekannt sind die großflächigen Lichtbestrahlungen des ganzen Leibes mit farbigen Lampen des gesamten Farbenspektrums. Hier werden vor allem die warmen Farben des Farbenkreises, die linksdrehenden, vom Gelben zum Purpurroten, als Aktivierungsfarben eingesetzt. Zu den beruhigenden Farben zählt man die rechtsdrehenden, vom Gelbgrün bis zum Violetten. Es ist sehr interessant, daß die Beruhigungsfarben jeweils die Komplementärfarben der Aktivierungsfarben darstellen; auch dies ist ein Beweis dafür, wie eng Mensch und Farbe miteinander verbunden sind.

Eine andere Methode der Farbheilung besteht darin, den kranken Menschen in farbige Tücher zu legen. Diese mit Naturfarben eingefärbten Tücher sind in der chinesischen und in der tibetanischen Medizin seit alters bekannt; die Wirkung besteht darin, die Korrespondenz der Farbe der Krankheit durch die äußerlich aufgelegte Farbe herzustellen und so die Krankheit aus dem Leib zu *ziehen*. Auch bei uns kannte man in der Volksmedizin die Methode des Einhüllens in Farbe, und neuerdings wird die Heilmethode der Farbtherapie wieder angewandt. In allen Methoden der Farbheilung begegnen uns die Prinzipien *Gleiches heilt Gleiches* oder *Gleiches ergänzt sich im Gegensätzlichen*. So scheint die Lehre, die uns der Farbenkreis erteilt, der Naturgesetzlichkeit zu entsprechen, aus der wir selbst gewachsen sind.

Die sieben Chakren und ihre Farben

MULADHARA-CHAKRA / ERDCHAKRA

Farbe:	**Element:**	**Sinne:**
ROT	**Erde, Erdenergie**	**Das Riechen**

MULADHAR
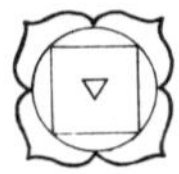
ROT

Sitz: In der Höhe des Übergangs vom Kreuzbein zum Steißbein.

Bedeutung: Grundlegende Lebensenergie. Verbindungspunkt zur Erdenergie, elektromagnetisches Feld, Erdmagnetismus. Öffnung zur Kraft der Erde. Sitz der Geschlechtskraft und der Sexualenergie. Zentrum der Energieversorgung für den gesamten Organismus. Wurzel für innere Sicherheit und schöpferische Kraft.

Organe: Geschlechtsorgane. Beine.

Drüsen: Keimdrüsen, Hoden und Eierstöcke.

SVADHISTANA-CHAKRA / NABELCHAKRA

Farbe:	**Element:**	**Sinne:**
ORANGE	**Wasser**	**Das Schmecken**

SVADISTAN
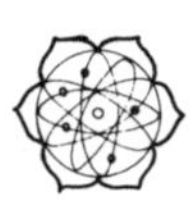
ORANGE

Sitz: In der Höhe zwischen fünftem Lendenwirbel und Kreuzbein.

Bedeutung: Steuerung der Verdauung, Kreislauf, Blutdruck. Mit tiefverwurzelten Instinkttrieben des Unbewußten verbunden. Sitz des Ego. Die sogenannte Mitte, das Bei-sichselbst-Sein. Zentrum, in der östlichen Mystik Hara genannt. Wer im Hara verwurzelt ist, befindet sich in harmonischer Übereinstimmung mit dem Augenblick, dem Hier und Jetzt. Besteht im Hara keine günstige Verbindung, fehlt der Kontakt und das Vertrauen in die eigene Person, Mangel an Grundvertrauen.

Organe: Wirbelsäule, Nieren, Blase, Nervensystem.

Drüsen: Nebennieren.

MANIPURA-CHAKRA / SOLARPLEXUS

Farbe:	**Element:**	**Sinne:**
GELB	**Feuer**	**Das Sehen**

MANIPURA 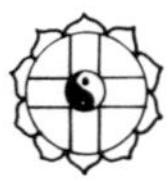 GELB

Sitz: In der Höhe zwischen zwölftem Brustwirbel und erstem Lendenwirbel.

Bedeutung: Verbindung zum Unbewußten. Emotion. Ebene der Freiheit und Gebundenheit. Umwandlung von Grobstofflichem in Feinstoffliches. Enge Verbindung mit den Gefühlen, Verarbeitung von Eindrücken. Ein angespannter Solarplexus drückt Angst und Aggression aus, es ist „Gefangenschaft" in dieser Ebene. Erst mit dem Loslassen entsteht Freiheit und Zustrom zum Herzzentrum, dem Anahata-Chakra.

Organe: Oberbauchorgane, Magen, Gallenblase, Leber, Milz, unbewußtes Nervensystem.

Drüsen: Bauchspeicheldrüse.

ANAHATA-CHAKRA / HERZCHAKRA

Farbe:	**Element:**	**Sinne:**
GRÜN	**Luft**	**Das Berühren**

ANAHATA  GRÜN

Sitz: Etwa in der Höhe zwischen viertem und fünftem Brustwirbel.

Bedeutung: Ausweiten und Freilassen der Gefühle. Verbreiten des eigenen Wesens. Intuitives Verstehen. Sitz der Weisheit, des Verstehens und der Liebe, auch der universellen Liebe. Heilkraft. Seherische Fähigkeiten.

Organe: Herz, unterer Zungenbereich, Blutkreislauf.

Drüsen: Thymusdrüse.

VISHUDDA-CHAKRA/KEHLKOPFCHAKRA

Farbe:	**Verbindung**	**Sinne:**
HELLBLAU	**zum Äther**	**Das Hören**

VISHUDDHA 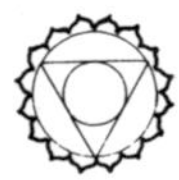 HELLBLAU

Sitz: Kehlkopfzentrum.

Bedeutung: Kommunikation. Ort, wo sich der Impuls in das Wort verwandelt. Verbindung der Innenwelt zur Außenwelt. Das Sprechen.

Organe: Halsgebiet, Nacken, Stimmbänder, Luftröhre und oberer Lungenbereich, Speiseröhre, Arme.

Drüsen: Schilddrüse und Nebenschilddrüse.

AJNA-CHAKRA / DRITTES AUGE

Farbe:	**Verbindung**	**Das Denken**
INDIGOBLAU	**zu den Energien der Gedanken**	

AJNA  INDIGOBLAU

Sitz: Stirnmitte.

Bedeutung: Inneres Auge. Inneres und tieferes Sehen. Sitz der psychischen Kraft. Geistige Ausstrahlung nach außen. Intuitives Wissen über Vergangenheit, Gegenwart und Zukunft.

Organe: Gehirn, Augen, Nase, Ohren, Teil des Nervensystems.

Drüsen: Hirnanhangdrüse.

SAHASRAR / KRONENCHAKRA

Farbe:	**Verbindung**	**Das Geistige**
VIOLETT	**zu höherem Bewußtsein**	

SAHASRAR 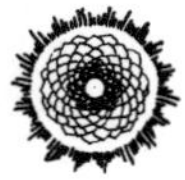 VIOLETT

Sitz: Scheitelzentrum.

Bedeutung: Geistige Kraft. Eingang in kosmisches Wissen. Erweckung des Selbst. Intuition für kosmische Energie. Höchste Heilkraft kommt aus dieser Ebene.

Organe: Gehirn.

Drüsen: Zirbeldrüse.

Teil II

Über den Umgang mit Farben

12. Kapitel

Rot, Gelb und Blau: Die Farben der Haut

Jede Stimmung hat ihre Lieblingsfarbe. Manchmal sind wir uns dessen voll bewußt und setzen die Farbe als Stimmungsmacher ein. Es gibt Zeiten, wo wir bestimmte Farben brauchen, um Gefühle zu aktivieren oder auch zu kaschieren. Fühlen wir uns wenig kommunikativ und möchten gern allein sein, bevorzugen wir die zurückweichenden Farben wie Dunkelblau, Erdbraun oder Grau. Steht das Stimmungsbarometer ganz unten, tragen wir gerne Farben, die das Tief kaschieren, wie sanfte Pastelltöne, deren Weichheit uns besänftigt. An anderen Tagen ist der Mensch auf Aktivität eingestellt, dann mag er sich in gesteigerten Farben. Farben lösen Gefühle aus, und über die Farbe kommunizieren wir mit unseren Stimmungen. Wir stellen Harmonie zwischen Gefühl und Farbe her. In dieser psychischen Übereinstimmung steckt insofern eine Verwechslungsgefahr, weil wir nur zu gerne glauben, die Farbe, die uns momentan psychisch nahesteht, sei auch die Farbe, die uns am besten steht. Wir alle haben im Kleiderschrank Kleidungsstücke, deren Farbstimmung wir gut kennen und von der wissen, wann sie gebraucht wird. Während das Auge wohlgefällig auf einer Farbe ruht und wir uns innerlich an der Farbe erholen, mag der Farbton zwar zu unserem Gefühl gut passen, vielleicht aber nicht zu unserer äußeren Erscheinung. Das Problem besteht darin, daß die *psychische* Harmonie mit einer Farbe nicht immer identisch ist mit der *physischen* Harmonie. Und da die Farbe der Haut nicht mit jedem Farbton übereinstimmt, der uns gefällt, geht zwar die Psyche mit der Farbe eine gute Verbindung ein, aber häufig leider nicht mit der individuellen Farbe des Körpers. Diese Situation verleitet beim Kleiderkauf zu Fehleinschätzungen, und manchmal kaufen wir Farbe, die wir seelisch brauchen, und nicht Farbe, die äußerlich zu uns paßt. Wir sollten also lernen zu unterscheiden, ob wir Farbe wollen oder etwas Farbiges zum Anziehen, das uns wirklich gut steht.

Farben, die in Harmonie mit unserem Äußeren sind, stimmen immer mit der Farbe der Haut überein. Die Identifizierung der Hautfarbe ist jedoch gar nicht so einfach. Gehen wir nicht von dem Gedanken aus, die Natur habe sich für jeden einzelnen Menschen eine neue Hautfarbe ausgedacht. Wir wissen, daß es im Farbentopf der Natur nur die drei Farben Rot, Gelb und Blau gibt. Und auf der Suche nach der eigenen Hautfarbe stellt sich auch hier die wichtigste Frage: Kommt sie aus dem Roten, dem Gelben oder dem Blauen? Hautfarben und Farbenkreis sind identisch, die Haut zeigt entweder warme oder kalte Töne, sanfte oder klare, eindeutige Valeurs. Allerdings sind die Nuancen sehr fein, so daß wir sie nicht ohne weiteres herausfinden. Drei Pigmente bestimmen den Ton der Haut: entweder das bräunliche Melanin oder das gelbliche Karotin oder das rote Hämoglobin. Wie durch feines Pergament schimmert die individuelle Pigmentfarbe durch unsere Hautoberfläche. Je nachdem wie sie gewichtet ist, verleiht sie der Haut entweder gelblichen, rötlichen oder bläulichen Unterton. Die Haut erscheint warm und goldgrundig, wenn in ihr die Farben Rot und Gelb dominieren; kühl und edel wirkt die Haut, in der Blau stärker durchscheint. Es kommt allein auf das richtige Erkennen des Untertons der Haut an, wenn wir unsere eigene Hautfarbe identifizieren. Eine der drei Farben Rot, Gelb oder Blau entspricht dem Hautunterton, und diese Farbe gilt es zu finden.

Schwierig zu bestimmende Valeurs lassen sich am besten durch Farbvergleiche ermitteln, denn das Nebeneinander der Farben zeigt uns, ob die Farben einander mögen oder nicht, ob sie sich anziehen oder abstoßen. Ein kühles, bläuliches Rot offenbart seinen Charakter manchmal erst, wenn wir es neben einem warmen, gelbgrundigen Rot sehen. Und so wirken auch die Farben unserer Kleidungsstücke im Verhältnis zur Haut. Es ist im Grunde das einfachste Prinzip der Farbermittlung, das wir geschickt nutzen, wenn wir den Unterton der Haut herausfinden wollen. Denn wir empfinden Farben immer dann harmonisch zueinandergestellt, wenn zwischen ihnen eine natürliche Verbindung besteht. So wirken beispielsweise Purpurrot und Türkisblau schön miteinander, weil das Kühle des Blauen in beiden Farben *durchscheint*. Auch Sonnengelb und Maigrün mögen einander, weil Gelb in beiden Farbtönen eindeutig vorhanden ist.

Wenn nun die Haut einen bläulichen Unterton hat, wird sie sich mit einer ebenfalls kühlen Farbe gut vertragen, in der das Blau deutlich sichtbar wird. Disharmonische Kontraste würden wir feststellen, wenn wir es bei einer blaugrundigen Haut mit leuchtenden, warmen Farben wie Orangerot oder Hochrot versuchten. Die Farbe soll den Unterton der Haut *erkennen*, ihn verdeutlichen, hervortreten lassen. Aber sie darf ihn nicht verkennen oder ihn überstrahlen. Die Grundregel für Farbharmonie in der Kleidung heißt also: *Gleiches erkennt Gleiches*. Die warme Farbe sucht den warmen Unterton der Haut; die kühle Farbe verlangt nach dem kühlen Unterton. Komplementärfarben zum Unterton der Hautfarbe sollten wir meiden. Denn der Unterton der Hautfarbe ist nahezu unsichtbar fein und deshalb nicht eindeutig eine Farbe, die klare Kontraste verträgt. Goethe sagte, die Hautfarben sind eine Oberfläche vom Weißen ins Gelbliche, Bräunliche, Rötliche und Bläuliche, die sich am wenigsten zu irgend etwas Besonderem hinneigen. Das Besondere, das wäre die klar zu erkennende Farbigkeit der Haut, jedoch ist der Unterton der Hautfarbe nur selten deutlich und klar. Wie man ihn durch Farbvergleiche herausfindet, möchte ich jetzt zeigen. Dieses Programm zur Identifizierung der Hautfarbe wird von Gisela Watermann und Franziska Zingel in ihrem Münchner „Institut für angewandte Farbe“ erfolgreich praktiziert.

Die Identifizierung der Hautfarbe

Erster Schritt

Um sicher zu sein, daß wir uns nicht von unserem eigenen subjektiven Farbempfinden zu Fehleinschätzungen verleiten lassen, sollten wir bei der Analyse der Hautfarbe durch Farbvergleiche einen objektiven Betrachter hinzuziehen. Außerdem macht es dann auch mehr Spaß!

Am wichtigsten ist zunächst die Beleuchtung. Unter Kunstlicht wirken alle Farben verändert. Das klare Licht der Mittagszeit schafft die besten Voraussetzungen, in ihm kommen alle Farben am natürlichsten zur Geltung. Wählen Sie einen Platz am Fenster, durch das nicht das grelle Sonnenlicht fällt. Nehmen Sie einen großen Spiegel, in dem der ganze

Oberkörper zu sehen ist. Für den Farbvergleich spielt es keine Rolle, ob die Haut winterlich blaß oder sommerlich braun ist, denn der Unterton der Hautfarbe ändert sich niemals grundsätzlich. Selbst wenn wir tiefgebräunt sind, wird sich der Grundton der Haut nicht ändern, das Blaß oder das Braun bleibt immer innerhalb seiner natürlichen Valeurs.
Für den Farbvergleich brauchen wir verschiedene Farben, die wir mit dem Unterton der Haut in Verbindung bringen werden. Wir können unter Blusen, Stoffresten, Tüchern und Schals die entsprechenden Farben heraussuchen. Und diese Farben werden für die Farbanalyse gebraucht (s. Abbildung S. 85 ff.).

Testfarben zur Identifizierung der Hautfarbe

1. Apricot
2. Kühles, bläuliches Rosé

Vier Abstufungen von Weiß:

3. Schneeweiß
4. Kühles Milchweiß
5. Wollweiß
6. Ecru

Vier unterschiedliche Blautöne:

7. Capriblau
8. Kühles Himmelblau
9. Türkisblau
10. Grünblau

Vier unterschiedliche Rottöne:

11. Rubinrot
12. Weinrot
13. Mohnrot
14. Orangerot

Zweiter Schritt

Ist Ihr Haar gefärbt, getönt, von der Sonne ausgebleicht, oder ist die Haarfarbe durch Dauerwelle verändert? Dann sollten Sie das Haar aus dem Gesicht binden, damit Sie der veränderte Haarton nicht irritiert. Verwenden Sie dazu ein neutralweißes Tuch. Entfernen Sie Make-up, Wimperntusche und Lippenstift. Legen Sie ein neutralweißes Tuch um Schultern und Oberkörper, damit Sie sich gut auf die Gesichtsfarbe konzentrieren können. Konzentrieren Sie sich nun intensiv auf das Gesicht. Nehmen Sie zuerst das apricotfarbene Tuch, und halten Sie es direkt unter das Gesicht.

Wir wirkt es?

- ○ Erscheint die Haut weich und frisch?
- ○ Zeigen die Lippen natürliches Rot?
- ○ Fallen Augenringe auf?
- ○ Läßt Sie die Farbe blaß und müde erscheinen?
- ○ Wirken die Augen stumpf und glanzlos?
- ○ Wie wirken die Übergänge zwischen Haut und Farbe?
- ○ Bekommt die Haut einen leichten Grauton?

Nun stellen Sie sich noch einmal die gleichen Fragen, indem Sie ein Tuch in kühlem, bläulichem Rosé umlegen. Wenn Sie die Verbindung zwischen Haut und Farbe nicht ohne weiteres erkennen, legen Sie zur Unterstützung die Hand auf das Tuch. Auch an der Hautfarbe der Hände werden Sie die unterschiedliche Wirkung der Farben erkennen. Zeigt sich natürliche Harmonie? Oder treten Adern stark hervor? Wirkt die Hand leblos, blaß und fahl? Oder kommt Ihnen die Hand rötlich getönt vor? Vergessen Sie nicht, die Nuance, die Sie suchen, ist sehr fein! Darum sollten Sie sich unbedingt Zeit nehmen.
Welches Ergebnis hat nun der Versuch mit dem apricotfarbenen Tuch gebracht? Hat Ihre Haut einen warmen, goldenen Unterton, so wird das Apricot diesen sehr schön unterstreichen. Das Gesicht wird auch ohne

Make-up belebt und frisch wirken. Hingegen wird einer Haut mit warmem, goldenem Unterton ein kühles, bläuliches Rosé nicht stehen. Es wird Sie müde und blaß erscheinen lassen. Der schöne warme Goldton der Haut ist nicht belebt, die Haut erscheint unnatürlich, kränklich, grau. Die Lippen wirken bläulich, und Augenringe fallen stark auf.
Wie anders aber ist die Wirkung des kühlen, bläulichen Rosé, wenn die Haut selbst einen kühlen, bläulichen Unterton hat! Der feine Porzellanton, den die Natur dieser Haut geschenkt hat, wird gut betont. Die Gesichtshaut erscheint klar und hell. Die Augen wirken glänzend, und selbst kleine Fältchen fallen nicht mehr auf. Diesem Hautunterton nähme das Apricot den Reiz und den edlen Charakter, es ließe die Haut müde und gelblich aussehen. Das Rot der Lippen wäre fahl.
Fassen wir noch einmal zusammen, worauf es bei dieser ersten Betrachtung der Haut durch den Farbenvergleich ankommt: *Wichtig ist, den Grundton der Haut herauszufinden. Kommt er aus dem Roten und dem Gelben oder aus dem Blauen?* Warme Farben werden mit der warmgrundigen Haut eine harmonische Verbindung eingehen, während der blaue, kühle Hautton erst durch kühle Farben auf natürliche Weise belebt wird.

Dritter Schritt

Haben Sie den Grundton Ihrer Haut richtig erkannt? Wenn Sie die Wirkung der jetzt folgenden Farben an der Haut überprüfen, werden Sie es sehen. Beim nächsten Schritt geht es aber nicht nur darum, noch einmal festzustellen, welchen Unterton Ihre Haut hat. Jetzt sollen Sie herausfinden, wie intensiv und klar, hell oder dunkel die idealen individuellen Farben Ihrer Kleidung sein sollten. Nehmen Sie zuerst einmal die vier Weißmuster. Weiß ist eine Farbe, die wohl in jedem Kleiderschrank zu finden ist. Aber selbst diese „Nichtfarbe" verhält sich durchaus nicht so neutral, wie man häufig vermutet. Nicht jedes Weiß steht jedem. Legen Sie ein Tuch nach dem anderen um die Schultern, so daß es direkt unter Ihrem Gesicht plaziert ist. Sehen Sie sich bei jedem Weiß genau an, wie die Gesichtshaut reagiert. Erscheint sie frisch und natürlich? Oder wirkt sie blaß? Ist der Übergang vom Weiß zur Gesichtsfarbe weich und harmonisch, oder steht die Farbe in hartem Kontrast? Wie empfinden wir selbst die Farbe? Wirkt das reine Weiß hart und grell? Sehen Wollweiß oder Ecru wirklich noch weiß an Ihrer Haut aus, oder erscheinen sie schon beige? Legen Sie das weiße Tuch, das Ihnen am besten zu Ihrer Haut gefiel, zur Seite, und wenden Sie sich den blauen und roten Farbmustern zu. Beginnen Sie mit Blau.
Legen Sie nun die blauen Tücher nacheinander um die Schultern, und stellen Sie bei jedem Tuch die Fragen nach der Wirkung der Farbe. Achten Sie – wie schon bei Apricot, Rosé und Weiß – auf Augenringe, Lippenfarbe und Hautton. Wirkt die Haut frisch und natürlich? Ist der Übergang zwischen Farbmuster und Gesicht weich und fließend? Wirkt die Farbe grell und laut? Oder ist sie schwach und nichtssagend usw.? Wenn Sie das ideale Blau gefunden haben, legen Sie das Farbmuster auf die Seite, und fahren Sie nun fort mit den verschiedenen Rottönen. Stellen Sie die Fragen jedesmal neu, lassen Sie sich Zeit für Ihre Wahl.
Sie haben nun vier Farben ausgewählt, von denen Sie sicher sind, daß sie mit Ihrer Hautfarbe harmonieren: ein Apricot oder Rosé, ein Weiß, ein Blau und ein Rot. Da diese Farben Merkmale Ihrer Haut widerspiegeln, sollte das Resultat der Farbanalyse mit den nachfolgenden für Sie charakteristischen Farben übereinstimmen.

13. Kapitel

Die vier Jahreszeiten

Alle Farben, die uns gut zu Gesicht stehen, harmonieren auch untereinander. Mit ein wenig Übung entwickelt sich der sensibilisierte Blick für Farben, die ideal zur Hautfarbe passen, und bald wird man sich selbstbewußt in der individuellen Farbenwelt bewegen. Wir wollen Ihnen Ihre Farben nicht in Form von langweiligen Farbtabellen vorstellen. Ein Vergleich mit den Farben der Jahreszeiten, ursprünglich vom Dessauer Bauhaus unter Johannes Itten entwickelt, veranschaulicht die Harmoniefarben am besten: denn jede Jahreszeit bringt kalte oder warme Farben hervor, die mit den Hautfarben in Verbindung gebracht werden können. In den Farben des Winters finden wir die kühlsten und klarsten Töne ähnlich der klaren, porzellanfarbenen oder intensiv olivfarbenen Haut, die häufig in Verbindung mit schwarzem oder silbergrauem Haar vorkommt. Das tiefe Schwarz und die eisigen Farben schaffen ideale Harmonien. Sie korrespondieren mit dem reinen Weiß des Schnees. Wenn wir die sanfter getönte, jedoch immer noch kühlgrundige Haut mit dem Sommer in Verbindung bringen, mag das zunächst widersinnig erscheinen. Aber denken wir an das grelle Sonnenlicht, das den Farben häufig einen kühlen Ton verleiht. Die Blätter der Bäume wirken im Vergleich zum Frühlingsgrün leicht bläulich; das Wasser schimmert türkisgrün, und der Himmel zeigt ein kühles, zartes Blau.
Eindeutig sind die Farben des Frühlings: zart, weich und licht wie die Pastelltöne der Knospen, wie das frische Maigrün der Wiesen, weich und warmgrundig kommen die Farben der erwachenden Natur. Im Herbst, wenn das grelle Licht des Sommers gebrochen ist, erscheinen die Farben tiefgründig und warm. Wenn das Grün sich aus den Blättern der Bäume entfernt, treten die warmen Farben Gelb, Rot und Violett hervor; in der Erntezeit sind die Früchte reif und in ihren Farben warmgrundig wie auch die Hauttöne, die nach dem Herbst und dem Frühling benannt sind.

Zur Hautfarbe: Winter

Die Hautfarbe des *Winter* ist sehr klar, sie zeigt selten rosige Färbung an den Wangen. Oft ist die Hautfarbe reinweiß und durchsichtig, sie wirkt wie edles Porzellan. Bei einem dunkleren Hautton erscheint sie olivfarben, was leicht mit dem Unterton der goldgrundigen Haut verwechselt werden kann. Ein Farbvergleich mit goldgrundiger Haut wird uns jedoch eindeutig den kühlen Unterton der Haut erkennen lassen. Auch wenn die Haut mit bläulichem Unterton gebräunt ist, bewahrt sie ihren kühlen Grundton. Sie wird zu einem kühlen, leicht bläulichen Oliv. Typisch ist sehr dunkles und tiefschwarzes Haar. Silbergrau oder Salz und Pfeffer sind bei hellerem Haar harmonisch und natürlich. Die Augenfarbe des *Winter* ist entweder sehr dunkel oder von einer kühlen, klaren Farbe.

Die Haut mit deutlich blaugrundigem, kühlem Unterton: Der Winter

Der Hautton	**Farbharmonie**
Charakteristische Merkmale:	*Charakteristische Merkmale:*
kühl	kühl
sehr klar	klar und intensiv Die hellen Pastelltöne sollten sehr frisch und kühl sein.
Die Haut erscheint:	*Farben, die mit diesem Hautton harmonieren:*
sehr weiß	das kühle, bläuliche Rosé
durchsichtig	Schneeweiß
porzellan	das intensive Capriblau
oliv	das intensive Rubinrot
Charakteristische Haarfarben:	*Charakteristische Augenfarben:*
Schwarz	Eisblau
Schwarzbraun mit leichten Rotuntertönen	Dunkelbraun Haselnuß
Silbergrau	Grau, Graublau
Weiß	Graugrün Dunkelblau Schwarz

Die Farben des Winter

Mit dieser Haut harmonieren kühle, klare Farben. Das reine Schneeweiß oder das tiefe Schwarz wirken einzig und allein an dieser Haut wirklich harmonisch und schön. Es ist ein Trugschluß vieler Blonder zu glauben, Schwarz gäbe einen besonders interessanten Kontrast zu hellem Haar. Wenn wir genau hinsehen, werden wir erkennen, daß Schwarz viel zu hart neben Blond wirkt.

Nur *Winter* wird von den Farben in ihrer gesteigerten Leuchtkraft nicht übertönt. Die Haut wird sogar in manchen warmen Farben gut aussehen, solange diese Farben ungetrübt und von eindeutiger Klarheit sind. Kräftiges Sonnengelb, intensives Maigrün, leuchtendes Orange werden diese Haut schön beleben und frisch und natürlich wirken lassen. Gut passen *Winter* die Pastellfarben von eisiger Kälte: Silbergrau, Eisgelb, Türkisgrün, kaltes Himmelblau, so kühl wie der Winterhimmel, Eisrosé.

Winter verträgt starke, harte Kontraste: Schwarz/Rot, Pink/Anthrazit, Smaragdgrün/Rubinrot, Schwarz/Weiß. Dem *Winter* kann man deshalb nur raten: Mut zur Farbe! Auch in spannenden und außergewöhnlichen Zusammenstellungen wird *Winter* nicht übertönt werden.

Zur Hautfarbe: Sommer

Die Haut des *Sommer* ist überwiegend sehr hell, ihr Ton ist einem Milchweiß vergleichbar. Im Gegensatz zur klaren Winterhaut zeigt sie jedoch eine rosige Färbung. Durch ihren kühlen Unterton erscheint die Haut mit einer zarten, durchscheinenden Blässe. Sie kann aber auch intensiveres, rosiges Weiß oder Beige haben. Zartes Wangenrot oder rosige bis bräunliche Sommersprossen sind nicht selten.

Der dunkelste Haarton, der zu dieser Haut gehört, ist Dunkelbraun. Häufiger ist das Haar hell, vom kühlen Platinblond über Aschblond bis zu Mittelbraun. Mittelbraun bis Dunkelbraun ist auch die dunkelste Augenfarbe des *Sommer*. Ein zartes Grau, Graublau, Blaugrün sind die häufigsten und charakteristischen Augenfarben. Bei genau-

Die Haut mit zartbläulichem, kühlem Unterton: Der Sommer

Der Hautton	**Farbharmonie**
Charakteristische Merkmale:	*Charakteristische Merkmale:*
kühl	kühl
zart, hell	zart, gedämpft, stumpf
	Die kräftigen Farben sind von zurückhaltender Leuchtkraft.
Die Haut erscheint:	*Farben, die mit diesem Hautton harmonieren:*
sehr hell	das kühle, bläuliche Rosé
eventuell mit zarten, rosigen Sommersprossen	das kühle Milchweiß
rosig weiß	das kühle Himmelblau
helles Oliv	das Weinrot
Charakteristische Haarfarben:	*Charakteristische Augenfarben:*
Aschblond	Braun, Schwarzbraun
Platinblond	Haselnuß
dunkles Aschblond	Graublau
Mittelbraun, mit leichten rötlichen Untertönen	Blau, mit braunen Einschlüssen, grauer Rand
Dunkelbraun, mit leichten rötlichen Untertönen	klares Dunkelblau, mit weißen Einschlüssen
Mausbraun	Jadegrün
Blaugrau	Blaugrün

er Betrachtung zeigt die Iris oft weiße Einschlüsse oder einen grauen Rand. So erscheint die Farbe der Augen manchmal nicht eindeutig und paßt sich der Farbe der Kleidung an.

Die Farben des Sommer

Mit dieser Haut harmonieren kühle, sanfte Farben. Das reine Weiß oder das tiefe Schwarz sind zu hart für *Sommer*, deshalb sollte er immer ein kühles, leicht abgetöntes Milchweiß bevorzugen und dunkles Grau an die Stelle von Schwarz setzen. Bei dieser Haut muß man nicht auf intensive Farben verzichten, aber man muß darauf achten, nicht zu grelle oder zu eindeutige, klare Farben zu nehmen. Die intensiven Farben sollten von zurückhaltender Leuchtkraft sein. Gut passen Weinrot und Himbeerrot, Taubenblau, Türkisgrün und Veilchenviolett. Wenn man warme Farben liebt, sollte man mit dieser Hautfarbe nur ganz zarte Pastellfarben aus der warmen Farbenskala nehmen. *Sommer* muß darauf achten, daß er nicht in der intensiven Farbe „verschwindet". Auf intensive Farben wie Pink, klares Blau, Schwarz, Purpurrot, Schneeweiß sollte man lieber verzichten. So sind für *Sommer* zwei Dinge wichtig: Die Farben müssen einen kühlen, bläulichen Unterton haben, und sie dürfen die Haut nicht übertönen.

Zur Hautfarbe: Frühling

Der goldene Unterton verleiht dieser Haut zarte, sanfte Färbung; Goldbeige, Pfirsich und ein weicher Elfenbeinton sind charakteristisch für die warmgrundige Haut des *Frühling*. Die rosige Färbung der Wangen, die wir bei dieser Haut häufig finden erinnert an den Farbton reifer Pfirsiche. Der Unteton der Haut unterscheidet sich deutlich vom dem kühlen, rosigen Weiß oder Beige, das bei

Die Haut mit gelblich warmem Unterton: Der Frühling

Der Hautton	**Farbharmonie**
Charakteristische Merkmale:	*Charakteristische Merkmale:*
warm	warm
zart, goldgrundig	zart, gelbgrundig
	Die kräftigen Farben sind von warmer, gedämpfter Leuchtkraft.
Die Haut erscheint:	*Farben, die mit diesem Hautton harmonieren:*
goldbeige	das warme Apricot
pfirsich	das warme Wollweiß
zartes Elfenbein	das zarte Türkisblau
goldene Sommersprossen rötliche Wangen	das warme Mohnrot
Charakteristische Haarfarben:	*Charakteristische Augenfarben:*
Goldblond	klares Blau
Strohblond Goldbraun	klares Grün
Rotblond	Türkis
Mittelbraun mit kupfernem Unterton	Graublau
Goldgrau	Goldbraun

Sommer vorherrschend ist. Goldgrundige Muttermale, Sommersprossen und auch die rosig-goldene Färbung der Fingerkuppen lassen *Frühling* eindeutig erkennen. Von allen Hautfarben weist *Frühling* die weichsten und freundlichsten Töne auf.

Auch das Haar ist von eindeutig goldener, heller Tönung. Goldblond und Goldbraun sind am häufigsten, auch zartes Rotblond finden wir manchmal bei *Frühling*. Sieht man das Haar im Sonnenlicht an, wird man den goldenen Schimmer leicht erkennen; kühle Aschtöne kennt *Frühling* nicht. Die Augenfarben sind Graublau, Goldbraun oder klares Blau, Grün und Türkis. Wenn wir die Einschlüsse der Iris im Licht genau ansehen, werden wir auch hier den goldenen Schimmer erkennen.

Die Farben des Frühling

Farbharmonie mit dem warmen Goldton der Haut entsteht mit warmen, goldgrundigen Farben. Diese sollten allerdings nicht in ihrer gesteigerten Form und in voller Leuchtkraft auftreten, denn leuchtende Farben würden die Haut allzuleicht überstrahlen. Zurückhaltung ist hier besser als Wagemut, was jedoch keinesfalls bedeutet, *Frühling* könne nur in zurückweichenden Farben vorteilhaft aussehen. Das Rot sollte nicht leuchtender sein als intensives Korallenrot oder Lachsrot; weiches Gelb wirkt vorteilhafter als strahlendes Sonnengelb; dunkles Marineblau würde an *Frühling* schwer wirken, das ideale Blau ist ein sanftes Kornblumenblau; weiches Kastanienbraun steht *Frühling* besser als Schokoladenbraun. Schwarz und Schneeweiß sollte man bei diesem Hautton meiden. So sollten die Farben für *Frühling* warmgrundig, weder zu dunkel noch zu leuchtend sein, um harmonischen Einklang zu dem schönen Goldton der Haut herzustellen.

Zur Hautfarbe: Herbst

Bei dieser Haut tritt der warme, goldene Unterton in sehr heller, fast durchsichtiger Färbung auf. Die elfenbeinfarbige Haut mit rötlichen Sommersprossen ist bei Rothaarigen häufig. Im Unterschied zu *Frühling* finden sich bei *Herbst* selten rosige Wangen, die

Die Haut mit rötlich warmem Unterton: Der Herbst

Der Hautton	**Farbharmonie**
Charakteristische Merkmale:	*Charakteristische Merkmale:*
warm	warm
klar	klar, gelb- oder rotgrundig
goldgrundig, hell	Die kräftigen Farben können von tiefer, intensiver Leuchtkraft sein.
Die Haut erscheint:	*Farben, die mit diesem Hautton harmonieren:*
helles Elfenbein	das warme Aprikot
rosiges Elfenbein	Ecru; es wirkt an dieser Haut noch weiß
pfirsich, ohne Wangenröte goldbeige, ohne Wangenröte	Grünblau
bräunliche oder rötliche Sommersprossen	das kräftige Orangerot
Charakteristische Haarfarben:	*Charakteristische Augenfarben:*
Rot	Bernstein
Rotbraun	Haselnuß
Karottenrot	Dunkelbraun
Kupfer	Türkisgrün
Kastanienbraun	Türkisblau
Goldbraun, Dunkelbraun dunkles Goldblond	Grün, mit braunen Einschlüssen
Gelbgrau	Blau

Haut wird häufig bläßlich erscheinen. Starke Sonnenbestrahlung ruft bei dieser Haut Rötungen hervor, die kaum ins Braune übergehen. Charakteristisch für die Haarfarbe ist Rot in vielen Nuancen: Rotblond, Kupferrot, Fuchsrot, Rotbraun. Das Kastanienbraun des *Herbst* mag so tief sein, daß es fast schwarz wirkt, und trotzdem wird der rötliche Unterton bei Sonnenlicht erkennbar. Die Augenfarben des *Herbst* sind intensiver als die des *Frühling*. Ein dunkles Goldbraun, ein klares Bernstein oder ein Haselnußbraun kommen häufig vor, ebenso Moosgrün und Olivgrün. Goldene und braune Einschlüsse in der Iris oder auch die „gefleckten" Augen, die von jeder Farbe etwas zeigen, sind nicht selten.

Die Farben des Herbst

Warm, tiefgrundig und von strahlender Leuchtkraft sind die Herbstfarben Sie gehen mit der klaren oder intensiv getönten Haut eine harmonische Verbindung ein, ohne den Unterton der Haut zu übertönen.
Herbst sollte Schwarz und Schneeweiß meiden. Es läßt die Haut müde und blaß erscheinen. Die Alternative für Herbst heißt: in den unklen Tönen Pflaumenblau, Petrolgrün, Zimtbraun, Brombeer und Tannengrün. Das reine Weiß wirkt grell an dieser Haut, wogegen Ecru immer noch wie weiß erscheint, jedoch sanfte Harmonie schafft. Klares Orangerot, intensives Gelbrot, Orangegelb und strahlendes Goldgelb sind Farben, die *Herbst* nicht überstrahlen. Gut steht *Herbst* auch Senfgelb, von allen Hautfarben der Jahreszeiten ist *Herbst* der einzige, dem diese Farbe wirklich steht.
An Pastelltönen eignen sich Pfirsich, Kamelhaar und Moosgrün. *Herbst* sollte unbedingt darauf achten, daß die Pastelltöne klar sind, nicht seicht und fad an der Haut wirken.

Die Farben für Winter	**Eigenfarben der Haut**
blaugrundig kühl bis eisig eindeutig intensiv ungetrübt kontrastreich starke Hell-Dunkel-Kontraste *Beispiele:* SCHWARZ/WEISS GRÜN/ROT BLAU/GELB	*Winter* kann von klaren, intensiven Farben und Farbkontrasten kaum übertönt werden, da die Eigenfarben der Haut klar und kontrastreich sind. Beispiel: schwarzes Haar, weiße Haut, dunkelblaue Augen. Zurückhaltende, gedämpfte Farben oder sanfte Kontraste wirken an dieser Haut ausdruckslos und fad.
Die Farben für Sommer	**Eigenfarben der Haut**
blaugrundig kühl zart stumpf von zurückhaltender Leuchtkraft ausgewogene, nicht zu harte Kontraste *Beispiele:* GRAU/MILCHWEISS FLASCHENGRÜN/ZARTGELB SCHLAMMBRAUN/ALTROSÉ	*Sommer* mit delikaten, zarten Eigenfarben wird von gesteigerten Farben und harten Kontrasten nur zu leicht übertönt. Achtung bei sehr dunklen Farbzusammenstellungen, sie sollten durch hellere Akzente belebt werden, da sie an dieser Haut dumpf und leblos wirken. Ausgewogene Hell-Dunkel-Kontraste der Farben sind ideal.

Die Farben für Frühling	**Eigenfarben der Haut**
gelbgrundig warm zart abgetönt zurückhaltende Farbzusammenstellungen ausgewogene, nicht zu harte Kontraste *Beispiele:* SILBERGRAU/AMETHYSTVIOLETT KORALLENROT/KAMELHAAR WOLLWEISS/KORNBLUMENBLAU	Die zarten, warmen Eigenfarben verlangen eine feinfühlige Abstimmung. Laute, bunte Farbzusammenstellungen können diese Haut übertönen. Sehr dunkle Farben erdrücken *Frühling*, wirken schwer und trist. Am besten geeignet sind ausgewogene Hell-Dunkel- und Farbkontraste. Gesteigerte Farben kann *Frühling* gut mit neutralen, gedämpften oder zarten Tönen verbinden.
Die Farben für Herbst	**Eigenfarben der Haut**
rotgrundig warm erdig ungetrübt dunkel ausdrucksvolle Farbzusammenstellungen und -kontraste *Beispiele:* PFLAUMENVIOLETT/MAISGELB SCHILFGRÜN/ROSTROT CREMEBEIGE/MAHAGONI	Die warmen, intensiven Eigenfarben der Haut werden sehr gut mit erdigen, tiefgrundigen Farben ergänzt. Aber auch leuchtende, ungetrübte Farben wirken an dieser Haut belebend und schön. Zu zarte, seichte Töne können allerdings nichtssagend wirken. Gut sind ausdrucksvolle Materialzusammenstellungen, die harte oder allzu bunte Kontraste meiden.

Testfarben zur Identifizierung der Hautfarbe

Im Farbentopf der Natur gibt es nur die drei Grundfarben Rot, Gelb und Blau: Drei Pigmente bestimmen auch den Unterton der Hautfarbe: entweder das bräunliche Melanin oder das gelbliche Karotin, oder das rote Hämoglobin. Wie durch feines Pergament schimmert die individuelle Pigmentfarbe durch unsere Hautoberfläche. Je nachdem, wie die Pigmente gewichtet sind, verleihen sie der Haut entweder gelblichen, rötlichen oder bläulichen Unterton. Warm und golddgrundig erscheint die Haut, wenn in ihr die Farben Rot und Gelb dominieren; kühl und edel wirkt die Haut, in der Blau stärker hindurchscheint. Diese Nuancen sind sehr fein, so daß wir sie nicht ohne weiteres herausfinden. Durch Farbvergleiche lassen sich schwierig zu bestimmende Valeurs am besten ermitteln, denn das Nebeneinander der Farben zeigt, ob sie einander mögen oder nicht, ob sie einander anziehen oder abstoßen. Folgende Farben werden für die Farbbestimmung der Hautfarbe gebraucht:

Farben zum Farbvergleich mit der Haut

1 Apricot

2 Kühles, bläuliches Rosé

Vier Abstufungen von Weiß

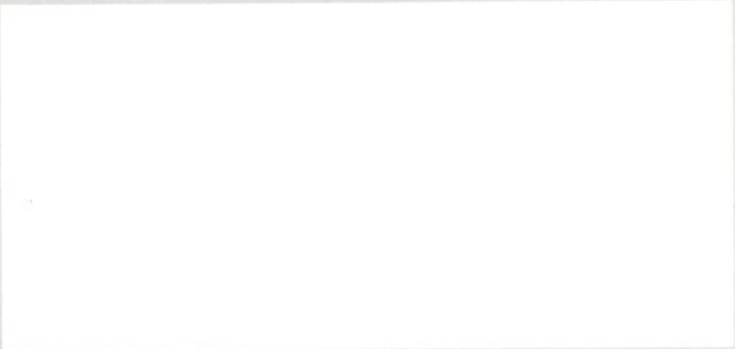

3 Schneeweiß

5 Wollweiß

4 Kühles Milchweiß

6 Ecru

Vier unterschiedliche Blautöne

7 Capriblau

9 Türkisblau

8 Kühles Himmelblau

10 Grünblau

Vier unterschiedliche Rottöne

11 Rubinrot

12 Weinrot

13 Mohnrot

14 Orangerot

Farben für die Haut mit deutlich blaugrundigem, kühlem Unterton: DER WINTER

In den Naturfarben des Winters finden wir die kühlen und klaren Töne. Das reine Weiß des Schnees, das die Erde tiefschwarz erscheinen läßt, und die subtilen Eistöne, die das winterliche Licht hervorbringt. All jene Farben, die gut mit der deutlich blaugrundigen, klaren Haut harmonieren. Der Hautton ist hell, durchsichtig, porzellanähnlich oder olivtönig mit blauem Unterton.

Basisfarben

Schneeweiß, Schwarz, Anthrazit, Schwarzbraun, Kittgrau, Tannengrün, Marineblau. Die idealen Basisfarben eignen sich für Kleidungsstücke der Grundgarderobe.

Pastellfarben

Eisblau, Platingrau, Eisviolett, Eisrosé, Erikarosé, Mintgrün, Eisgelb. Die Pastellfarben sind gut kombinierbar mit den Basisfarben der Grundgarderobe.

Akzentfarben

Capriblau, Enzianblau, Rubinrot, Pink, Blaurot, Blaulila, Veilchenviolett, Orange, Sonnengelb, Stachelbeer, Smaragdgrün sind ideale Farben für Accessoires.

Farbgruppen der Reihen von links nach rechts

1 Basisfarben
2 Pastellfarben
3 Akzentfarben
4 Akzentfarben

1 Schneeweiß

2 Schwarz

3 Anthrazit

4 Schwarzbraun

5 Kittgrau

6 Tannengrün

7 Marineblau

8 Eisblau

9 Platingrau

10 Eisviolett

11 Eisrosé

12 Erikarosé

13 Mintgrün

14 Eisgelb

15 Capriblau	**22** Orange
16 Enzianblau	**23** Sonnengelb
17 Rubinrot	**24** Stachelbeer
18 Pink	**25** Smaragdgrün
19 Blaurot	
20 Blaulila	
21 Veilchenviolett	

Die Farbigkeit der Muster

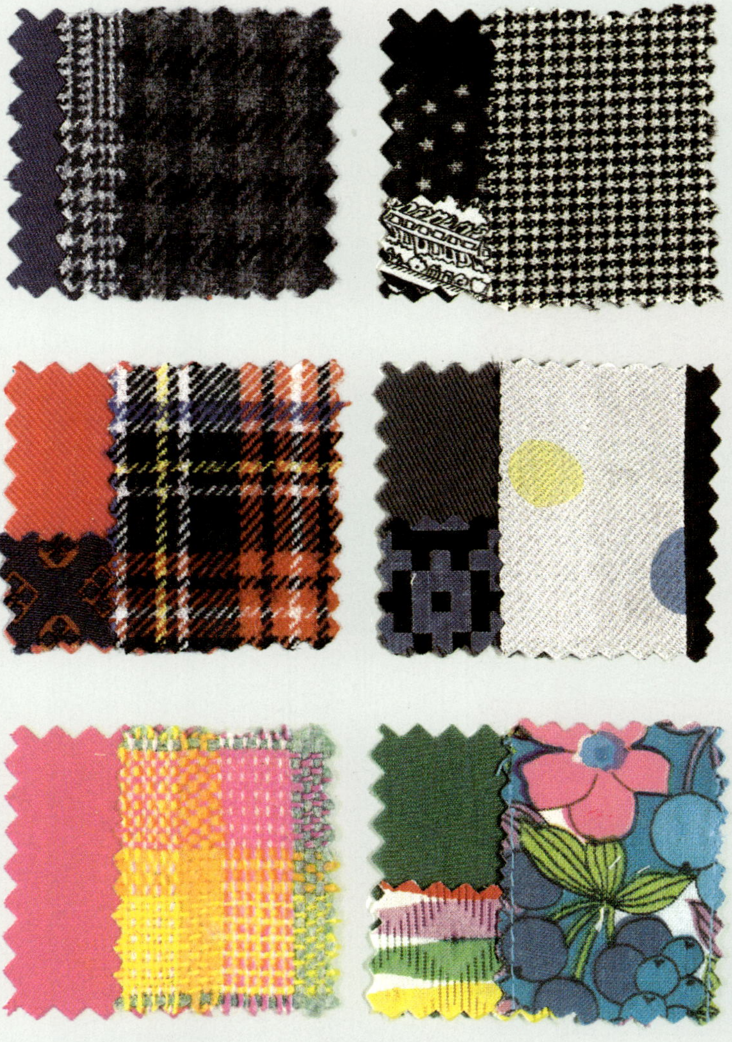

Zu *Winter* mit den klaren oder intensiv getönten Hautfarben passen ebenso klare, eindeutige Muster in den bevorzugten, typischen Farben. Lebhafte Akzente, die *Winter* so gut tragen kann, zeigen sich in großzügigen Mustern und intensiven Kontrasten. Großzügig, extravagant, ausdrucksstark und kontrastreich erscheinen die kleidsamen Muster für diese Hautfarbe.

Farben für die Haut mit zartbläulichem, kühlem Unterton: DER SOMMER

Die Naturfarben des Sommers werden bestimmt vom grellen Sonnenlicht, das den Farben häufig einen kühlen Ton verleiht. Die Blätter der Bäume wirken im Vergleich zum Frühlingsgrün leicht bläulich; das Wasser schimmert Türkisgrün, und der Himmel zeigt ein kühles, zartes Blau. Einen kühlen, bläulichen Unterton hat auch die Hautfarbe, mit der diese Naturfarben gut harmonieren.

Basisfarben

Milchweiß, Schokoladenbraun, Milchkaffeebraun, Silbergrau, Bordeaux, Weinrot, Stahlblau. Dies sind die idealen Basisfarben für die Kleidungsstücke der Grundgarderobe.

Pastellfarben

Grauviolett, Lichtblau, Himmelblau, Aquamarin, Waldmeister, Flieder, Chrysanthemengelb, Altrosa, Cremerosé, Pfingstrosé, Blaurosé. Die Pastellfarben sind gut kombinierbar mit den Basisfarben der Grundgarderobe.

Akzentfarben

Aubergine, Himbeerrot, Violett, Türkisgrün, Blaugrün, Nachtblau, Rauchblau sind ideale Farben für Accessoires.

Farbgruppen der Reihen von links nach rechts

1 Basisfarben
2 Pastellfarben
3 Pastellfarben
4 Akzentfarben

1 Milchweiß

2 Schokoladenbraun

3 Milchkaffeebraun

4 Silbergrau

5 Bordeaux

6 Weinrot

7 Stahlblau

8 Grauviolett

9 Lichtblau

10 Himmelblau

11 Aquamarin

12 Waldmeister

13 Flieder

14 Chrysathemengelb

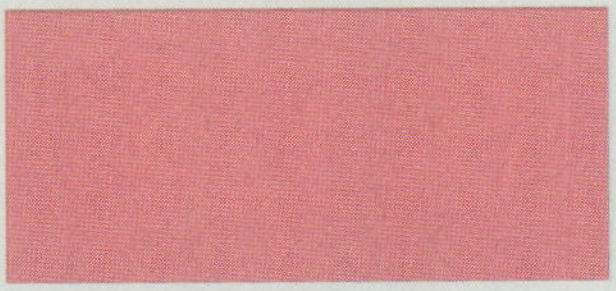

15 Altrosa

16 Cremerosé

17 Pfingstrosé

18 Blaurosé

19 Aubergine

20 Himbeerrot

21 Violett

22 Türkisgrün

23 Blaugrün

24 Nachtblau

25 Rauchblau

Die Farbigkeit der Muster

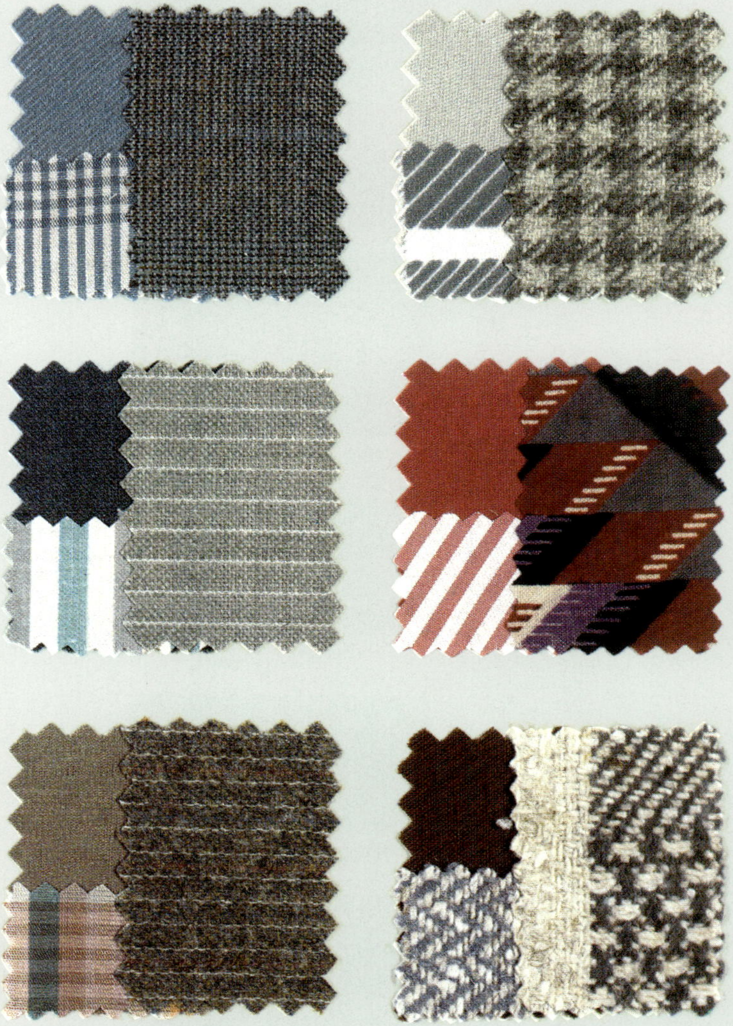

Die zarten Eigenfarben dieser Haut können von großen, deutlich hervortretenden Mustern schnell übertönt werden. Größere Muster sind an *Sommer* dann tragbar, wenn die Farben insgesamt einen stumpfen, zurückhaltenden Eindruck vermitteln. Je kleiner die Muster, desto enger liegen die Farben nebeneinander, deshalb muß die Grundfarbigkeit eindeutig bestimmbar sein.

Farben für die Haut mit gelblich warmem Unterton:
DER FRÜHLING

Weich und zart sind die Naturfarben des Frühlings: licht wie die Pastelltöne der Knospen, wie das frische Maigrün der Wiesen. Weich und warmgrundig kommen die Farben der erwachenden Natur. Einen warmen, goldenen Unterton, eine zarte, sanfte Färbung hat die Haut, mit der die Farben des Frühlings harmonieren.

Basisfarben

Wollweiß, Cremebeige, Kamelhaar, Kastanienbraun, Mohnrot, Kornblumenblau, Silbergrau. Dies sind die idealen Farben für die Kleidungsstücke der Grundgarderobe.

Pastellfarben

Pfirsichrosé, Rosenholz, Braunbeige, Apricot, Lachsrot, Vergißmeinnicht, Frühlingsgrün, Mimosengelb, Flieder, Gelborange, Aquamarin, Türkisblau. Die Pastellfarben sind gut kombinierbar mit den Basisfarben der Grundgarderobe.

Akzentfarben

Apfelgrün, Gelbgrün, Amethystviolett, Zimt, Gelbrot, Azurblau sind ideale Farben für Accessoires.

Farbgruppen der Reihen von links nach rechts

1 Basisfarben
2 Pastellfarben
3 Pastellfarben
4 Akzentfarben

1 Wollweiß

2 Cremebeige

3 Kamelhaar

4 Kastanienbraun

5 Mohnrot

6 Kornblumenblau

7 Silbergrau

8 Pfirsichrosé

9 Rosenholz

10 Braunbeige

11 Apricot

12 Lachsrot

13 Vergißmeinnicht

14 Frühlingsgrün

15 Mimosengelb

16 Flieder

17 Gelborange

18 Aquamarin

19 Türkisblau

20 Apfelgrün

21 Gelbgrün

22 Amethystviolett

23 Zimt

24 Gelbrot

25 Azurblau

Die Farbigkeit der Muster

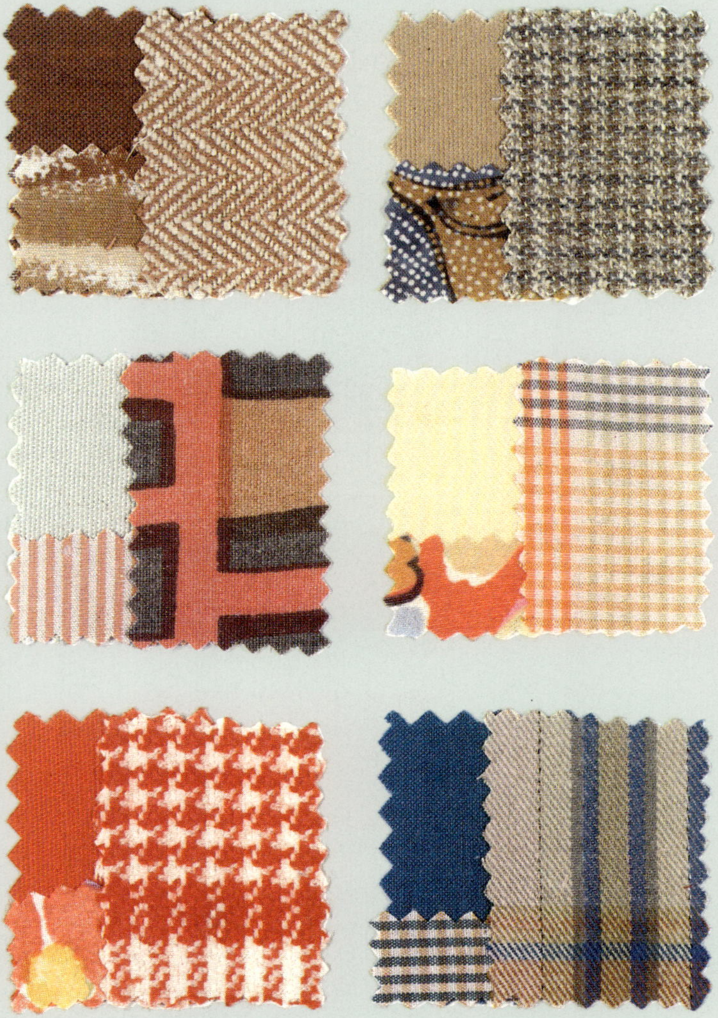

Diese zarte, goldgrundige Haut wird von auffälligen, kontrastreichen Mustern rasch übertönt. So sollte sich der Kontrastreichtum nur innerhalb der idealen, typischen Farben bewegen. Die Hautfarben des *Frühling,* delikat und zart, vertragen sich gut mit ebenso zarten, delikaten Mustern.

Farben für die Haut mit rötlich warmem Unterton: DER HERBST

Wenn sich das Grün aus den Blättern entfernt, treten die warmen Farben des Herbstes hervor, Gelb, Rot und Rotorange. In der Erntezeit sind die Früchte reif und in ihren Farben warmgrundig wie auch die Hauttöne, mit welchen diese Farben harmonieren.

Basisfarben

Ecru, Sandbeige, Rostbraun, Kaffeebraun, Russischgrün, Petrol, Pflaumenblau. Dies sind die idealen Farben für die Kleidungsstücke der Grundgarderobe.

Pastellfarben

Lachsrosé, Aprikosenrosé, Champagnerbeige, Kamelhaar, Taubenblau, Jadegrün, Khaki. Die Pastellfarben sind gut kombinierbar mit den Basisfarben der Grundgarderobe.

Akzentfarben

Ritterspornblau, stumpfes Blaugrün, Violettblau, Ziegelrot, Brombeerrot, Maisgelb, Senfgelb, Orange, Orangerot, Grünoliv, dunkles Smaragdgrün sind ideale Farben für Accessoires.

Farbgruppen der Reihen von links nach rechts

1 Basisfarben
2 Pastellfarben
3 Akzentfarben
4 Akzentfarben

1 Ecru

2 Sandbeige

3 Rostbraun

4 Kaffeebraun

5 Russischgrün

6 Petrol

7 Pflaumenblau

8 Lachsrosé

9 Aprikosenrosé

10 Champagnerbeige

11 Kamelhaar

12 Taubenblau

13 Jadegrün

14 Khaki

15 Rittersspornblau

16 Stumpfes Blaugrün

17 Violettblau

18 Ziegelrot

19 Brombeerrot

20 Maisgelb

21 Senfgelb

22 Orange

23 Orangerot

24 Grünoliv

25 Dunkles Smaragdgrün

Die Farbigkeit der Muster

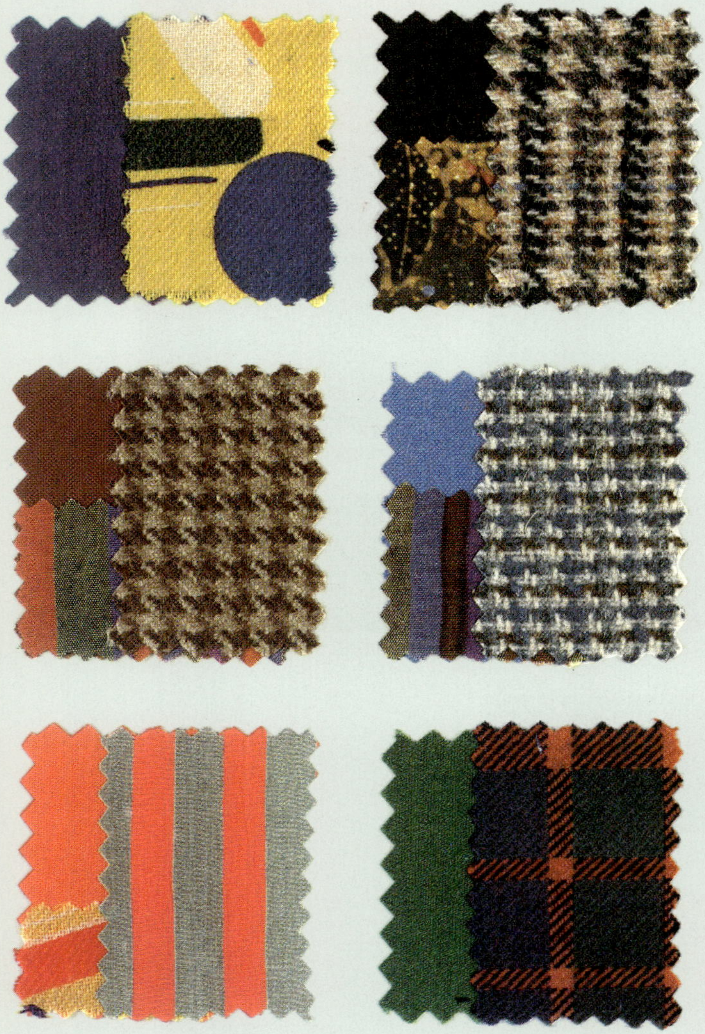

An der intensiv goldgrundigen oder durchscheinend rötlichen Haut wirken harte Kontraste in Mustern sehr ungünstig. Die Farben der Muster sollten erdigen, rotgrundigen und gedämpften Charakter haben; in mittleren bis kleineren Mustern kommen die Farben für *Herbst* schön heraus.

14. Kapitel

Farbharmonie in der Kleidung

Der sichere Instinkt für harmonische Farbzusammenstellungen ist uns angeboren, und grundsätzlich können wir uns recht gut auf das eigene Farbgefühl verlassen. Wenn es schwierig ist herauszufinden, welche Farben uns gut zu Gesicht stehen, liegt das einmal daran, daß wir die eigenen Körperfarben zuwenig kennen, zum anderen, daß wir mit Farben Vorstellungen zu verwirklichen suchen, die nicht in Einklang mit den Farben unseres Körpers zu bringen sind. Wie diffizil es ist, den Unterton der Hautfarbe zu ermitteln, haben wir beim Farbvergleich mit der Haut gesehen. Nur wenn man die Eigenfarbigkeit des Körpers kennt, wird man spüren, wie sich auch der Instinkt für die Harmoniefarben entfaltet und sich allmählich die Identität zwischen Mensch und Farbe einstellt.

Die Symbolik der Farben zieht uns an, und zu manchen Farben fühlen wir uns deshalb hingezogen, weil ihre Ausstrahlung einen inneren Bezug zur Psyche gefunden hat. So etwa mag die Vitalität des Gelben und des Roten einen wenig vitalen Menschen anziehen, und er wird sich gelbe und rote Kleidungsstücke zulegen, weil er diese Farben als Heilfarben für seine innere Regeneration braucht. Er spürt, was fehlt, und da diese Farben in Beziehung zu seiner Psyche stehen, wird er sie am eigenen Körper harmonisch finden, wenngleich ihm diese Farben zwar nicht stehen, aber psychisch *passen*. Machen wir uns diese Verknüpfung bewußt, werden wir uns die psychisch gewünschte Farbe nicht mehr in Form falsch gewählter Kleidung suchen. Ein Badetuch oder vielleicht Bettwäsche in der Farbe der inneren Sehnsucht ist weniger heikel. Außerdem könnten wir die Farben auch selbst kaufen, mit ihnen arbeiten, malen, Möbel anstreichen oder Stoffe einfärben.

Schließlich verbinden sich mit Farbvorstellungen auch soziale Strukturen, die nach bildlichem Einklang suchen. Es gibt ausgesprochene Prestigefarben, wie etwa Hochrot, Pink oder Türkis. Mit diesen Farben schmückt sich ein unsicherer Mensch gerne. Weiter erwecken manche Farben Gefühle von Antipathie oder Sympathie, vielleicht weil sie uns an Menschen erinnern, für die wir besondere Gefühle hegen. Häufig tragen Frauen jene Farben, in denen sie ihren Ehemännern am besten gefallen, obwohl ihnen diese Farben womöglich gar nicht stehen. Der Ehemann sieht seine Frau vielleicht deshalb in dieser oder jener Farbe gern, weil sie ihn an seine Mutter erinnert, deren Lieblingsfarbe diese Farbe war. Die Ehefrau in ihren eigenen, *selbstbewußten* Farben zu sehen wäre ihm womöglich gar nicht so recht.

Wir alle haben in unseren Schränken Kleidungsstücke hängen, die uns farblich nicht zu Gesicht stehen. Wir haben eben gelegentlich Lust auf bestimmte Farben und möchten diese Lust auch ausleben. Dieses Vergnügen wird allerdings teuer, wenn sich im Lauf der Zeit viel Farbe und wenig zum Anziehen im Kleiderschrank ansammelt. Farben sind sicher nicht das einzige Merkmal attraktiver Bekleidung, wohl aber das augenfälligste. Denn was hilft ein guter Schnitt, ein noch so edles Material, wenn die Farben nicht stimmen? Das alte Patentrezept: „Weniges, das sich geschickt kombinieren läßt, bietet mehr Möglichkeiten als viele Einzelteile, die nicht miteinander kombinierbar sind", sollten wir uns beim Kleiderkauf immer wieder vor Augen halten. Wenige, gut miteinander kombinierbare Einzelteile, vor allem die der Grundgarderobe, sollten ideale Farbharmonie mit der Eigenfarbigkeit des Individuums eingehen.

Wir haben nun den Unterton der Hautfarbe durch Farbvergleich ermittelt und die idealen Farben für die Garderobe herausgefunden. Womöglich werden Sie nun bei der Begutachtung der vorhandenen Kleidungsstücke zahlreiche Farben finden, die nicht im Einklang mit Ihrer Haut stehen. Als Einkaufshilfe entwickelte das Münchener „Institut für angewandte Farbe" einen sehr brauchbaren Farbfächer, der eine charakteristische Auswahl von über dreihundert Farben für die Jahreszeiten-Hautfarben bietet. Statt des Farbfächers kann man zum Farbvergleich auch Farben so nebeneinanderlegen, daß man ihren kalten oder warmen, ihren blauen, roten oder gelben Unterton leicht feststellen wird. Kleidungsstücke, die farblich nicht zur Haut passen, sollen Sie im Schrank getrennt von den passenden aufhängen. Alle Teile, deren Farben uns gut stehen, werden im Schrank nach Farben geordnet, damit sich ein guter Überblick bietet. Ist der Schrank wohlgeordnet, wird die Kombinierungsfähigkeit der einzelnen Farben sichtbar, außerdem wird man wenig Zeit brauchen, die richtige Kleidung zusammenzustellen. Auch die Accessoires, Tücher, Schmuck, Gürtel und Handtaschen, Schuhe und Pullover bieten bessere Überschaubarkeit, wenn sie nach Farben geordnet aufbewahrt sind. Wichtig ist auch das Licht. Ein Kleiderschrank, aus dem wir die einzelnen Sachen herausziehen müssen, um am Licht ihre Farben besser zu erkennen, bereitet nur unnötigen Aufwand. Es lohnt sich, eine Lampe im oder am Kleiderschrank zu installieren, wobei drehbare Spotlight-Birnen ideal sind.

Bei der Auswahl unserer Basisfarben, der Grundfarben für die Basisstücke der Garderobe, sollte man sich auf zwei bis drei Farben beschränken. Mit Ergänzungsteilen und Accessoires in den komplementären Farben oder den Ton-in-Ton-Farben wird sich viel Abwechslung in die Kleidung bringen lassen. Farben, die mit der Eigenfarbigkeit harmonieren, sind die wichtigsten Grundvoraussetzungen für die Entwicklung des individuellen Stils. Und dies ist wesentlich mehr, als sozusagen immer chic gekleidet zu sein. Der unverkennbar persönliche Stil, der das Individuum von der Masse modisch Gekleideter abhebt, hat immer einen Individuationsprozeß durchlaufen, während der zwar modisch, aber nicht individuell gekleidete Mensch letztlich ein Zerrbild der Gesellschaft bleibt. Die harmonische Übereinstimmung des inneren mit dem äußeren Menschen bezieht seine persönlichen Wesensmerkmale mit ein; es sind viele Details, die den individuellen Stil von der Masse unterscheidet. Die Art, wie man Farbe und Form in der Kleidung versteht und persönlich anwendet, wie ein Accessoire getragen wird, die Übereinstimmung zwischen Kleidung und Körper, die Bewußtheit, mit der ein Detail eingesetzt wird, ein Tuch, ein Gürtel, ein Schmuckstück, zeigt die Individualität. Im allgemeinen Konsumrausch vergessen viele Menschen, was sie wollen, sie lassen sich vom Trend treiben, und häufig wäre nur wichtig zu wissen, was man *nicht* will, wenn man schon nicht weiß, was man will.

Damit will ich nicht sagen, daß man auf modische Kleidung verzichten soll. Ich denke, wir sollten vor allem keine Trendopfer werden, sondern kreative Gestalter innerhalb unserer individuellen Mode. Hierbei werden wir die vielfältigen Anregungen der Modeschöpfer unbeschwert und frei aufgreifen, sie individuell wandeln und in unser selbständiges Programm integrieren.

Die Farben der Grundgarderobe

Zur Grundgarderobe zählen wir Mäntel, Kostüme, Jacken, Hosen, Röcke, Schuhe und Handtaschen. Es sind die sogenannten teuren Stücke, die wir vorwiegend in solchen Farben wählen, die sich gut kombinieren und durch passende Accessoires verändern lassen. Zu den bevorzugten Basisfarben zählt man allgemein Schwarz, Marineblau, Grau in allen Schattierungen oder Braun. Durch den Farbvergleich mit der Haut haben wir herausgefunden, daß durchaus nicht jeder Hautunterton mit jeder dieser Farben harmonische Verbindungen eingeht. Aber gerade für die Auswahl der Basisfarbe ist die Ermittlung der richtigen Farbe am allerwichtigsten. Wenn sie stimmt, wird es uns leichtfallen, gut zu kombinieren und mit farblich passenden Accessoires zu arbeiten. Für die einzelnen Jahreszeitenfarben der Haut eignen sich folgende Basisfarben:

Basisfarben: Winter

SCHWARZ	
SCHNEEWEISS	
SCHWARZBRAUN	
SANDBEIGE	
JEDER GRAUTON	Achten Sie darauf, daß das Grau keinen Grünton zeigt wie etwa Steingrau. Diese Farbe ist unvorteilhaft für *Winter.* Sie läßt die Haut blaß erscheinen und wirkt nichtssagend.
JEDES BLAU	Schwarzblau; klassisches Marineblau, Königsblau
DUNKELGRÜN	Das Dunkelgrün sollte einen blauen Unterton zeigen wie zum Beispiel Tannengrün oder Russischgrün. Keinesfalls darf sich *Winter* von dem auf den ersten Blick kühl wirkenden Petrol verleiten lassen. Es wirkt dumpf und bringt den schönen Hautton des *Winter* nicht zur Geltung.
RUBINROT	Eine schöne Basisfarbe für *Winter.* Sie schränkt allerdings ein wenig ein, da sie sehr eindeutig und nicht einfach zu kombinieren ist.

Basisfarben: Herbst

WOLLWEISS CREMEBEIGE VANILLE	Bei Weiß- und Beigetönen sollte *Herbst* auf einen eindeutig warmen Charakter der Farbe achten. Ungetrübte oder kühle Töne bilden harte, unschöne Kontraste zu den warmen, goldgrundigen Farben des *Herbst.* Ein helles, warmes Beige, ein weiches Wollweiß wirken an dieser Haut weiß und bringen ihren schönen, klaren Ton gut zur Geltung.
BRAUN	Von Braunbeige, Kamelhaar, Ocker bis zu dunklen Rost-, Kaffee-, Mahagonitönen. *Herbst* kann jedes rotgrundige Braun gut tragen und zu einer vielseitig kombinierbaren Basisfarbe machen.
OLIV- UND GELBTÖNE	Zurückhaltende Oliv- und Gelbtöne sind für *Herbst* schöne Basisfarben. Khaki, Schilf, Senfgelb, dunkles Maisgelb.
BLAU	*Herbst* stehen dunkle, stumpfe Blautöne sehr gut. Das von Natur aus kühle Blau geht eine schöne Verbindung mit der klaren Haut des *Herbst* ein, wenn es nicht zu eindeutig, leuchtend oder hell in Erscheinung tritt. Es eignen sich Pflaumenblau und Petrolblau.
GRÜN	Für *Herbst* eignen sich alle dunklen Grüntöne als Basisfarbe. Selbst ein kühleres Tannengrün wirkt an dieser Haut schön. Es ist stumpf und tiefgrundig und läßt den hellen, warmen Ton dieser Haut hervortreten.
ROT	Erdige, tiefe Rottöne wie Ziegelrot, Kupferrot, Rostrot. Achtung bei hellen Tönen. *Herbst* kann Lachs, Apricot und auch Pfirsich zur Basisfarbe machen. Keinesfalls sollte er aber zu blaugrundigen Rosétönen greifen. Sie wirken unvorteilhaft und nichtssagend an dieser Haut, wie etwa ein zartes Babyrosa.

Basisfarben: Sommer

ALLE KÜHLEN BRAUN- UND GRAUBRAUNTÖNE	Braun sollte für *Sommer* keinen warmen roten oder gelben Unterton zeigen wie etwa Mahagoni oder Nußbraun. Sie lassen den zarten Ton dieser Haut blaß und müde erscheinen. Schön hingegen sind alle stumpfen, kühlen Brauntöne. Vom dunklen Schokoladenbraun bis zum hellen Milchkaffebraun als das wärmste Braun. Auch Schlammbraun ist ideal für *Sommer,* solange es keinen grünlichen Unterton erkennen läßt.
KÜHLES ROSÉBEIGE	*Sommer* kann jedes bläuliche Rosé tragen; das Blau sollte aber nich zu stark hervortreten und es zu einer frostigen, zu kühlen Farbe machen. Altrosé ist sehr gut geeignet für diese Haut.
KÜHLE, GEDÄMPFTE ROTTÖNE	Bordeaux, Himbeerrot, Weinrot bis Aubergine. Ungetrübte, leuchtende Pink- und Blaurottöne sind für *Sommer* zu dominierend.
MILCHWEISS	Schneeweiß ist für *Sommer* zu hart, wogegen ein leicht abgetöntes Milchweiß den zarten Ton dieser Haut sehr gut herausbringt.
SILBERGRAU	in unterschiedlichsten Helligkeitswerten; auch dunkles Silbergrau steht *Sommer.*
JEDES STUMPFE BLAU- UND GRAUBLAU	tiefes Stahlblau ist eine gute Basisfarbe für *Sommer.* Es läßt sich leicht und vielseitig kombinieren. Ungetrübte oder sehr dunkle Blautöne sind für die zarten Eigenfarben des *Sommer* zu kräftig und zu schwer.

Basisfarben: Frühling

WOLLWEISS	
BEIGE	
CHAMPAGNER	zarte, cremige Weiß- und Beigetöne sind für *Frühling* schöne Basisfarben. Sie bringen den warmen, goldgrundigen Ton dieser Haut zur Geltung.
JEDER KAMELHAARTON	
JEDER WARME BRAUNTON	Zimt, Muskat, Haselnuß. *Frühling* muß darauf achten, daß die Brauntöne nicht zu dumpf, schwer und rotgrundig sind, wie etwa ein dunkles Rotbraun.
SILBERGRAU	Grau sollte für *Frühling* nicht zu dunkel oder kühl sein. Ein zartes Silbergrau oder Beigegrau wirkt sehr schön an dieser Haut.
ROSÉ	*Frühling* kann zarte Lachs-, Apricot- oder Pfirsichtöne zur Basisfarbe machen. Allerdings Vorsicht bei Rosétönen; bläuliches Rosa ist unvorteilhaft. Allenfalls ein schwaches Babyrosa ist für *Frühling* geeignet.
KORNBLUMENBLAU	
GEDÄMPFTES, WARMES ROT	Kornblumenblau, Mohn- oder Korallenrot sind schöne Basisfarben für *Frühling.* Sie gehören zu den leuchtendsten *Frühling*-Farben. Wenn sie mit kräftigen Tönen kombiniert werden, können sie die sanften Farben dieser Haut leicht überstrahlen. *Frühling* sollte auch darauf achten, daß die Rot- und Blautöne nicht zu dumpf und dunkel für ihn sind.

Beispiele für interessante Farbzusammenstellungen nach Jahreszeiten der Hautfarben

Winter		**Sommer**	
BLAUVIOLETT/PINK	BLAUVIOLETT/ EISGELB	LAVENDEL/ SCHOKOLADEN-BRAUN	LAVENDEL/ LICHTGELB
SCHWARZBRAUN/ PINK	DUNKLES SCHOKOLADEN-BRAUN/ORANGE	GRÜN/VANILLE/ FLIEDER	GRÜN/ PFIRSICHBLÜT/ HIMBEERROT
GELB/PINK	SONNENGELB/ DUNKLES VEILCHENVIOLETT	SCHLAMMBRAUN/ ALTROSÉ	ALTROSÉ/ SMARAGDGRÜN
KÖNIGSBLAU/GELB	KÖNIGSBLAU/ ORANGE	BORDEAUX/ SILBERGRAU/ZARTES PINK	BORDEAUX/MINT
LINDGRÜN/ MARINEBLAU	LINDGRÜN/ AUBERGINE	MAUVE/ MILCHWEISS/ SCHLAMMBRAUN	MAUVE/ZARTES FLASCHENGRÜN/ AUBERGINE
BLAUROT/ RUBINROT	BLAUROT/GRÜN	ZITRONENGELB/ SILBERGRAU	VANILLE/ AUBERGINE
SMARAGDGRÜN/ BLAUVIOLETT	SMARAGDGRÜN/ RUBINROT	SCHOKOLADEN-BRAUN/ PASTELLGELB	SCHOKOLADEN-BRAUN/ALTROSÉ
SONNENGELB/ RUBINROT/ KÖNIGSBLAU	SONNENGELB/ DUNKLES VEILCHENVIOLETT/ ZARTES VEILCHENVIOLETT	JADEGRÜN/ LAVENDEL	JADEGRÜN/ PASTELLROSÉ
SCHWARZBRAUN/ EISROSA/ GRAUBEIGE	SCHWARZBRAUN/ ZARTES BLAUGRAU/ ORANGE	KIRSCHROT/VANILLE	KIRSCHROT/ FLASCHENGRÜN
RUBINROT/ SILBERGRAU/ SCHWARZ	RUBINROT/ SMARAGDGRÜN/ EISIGES MINTGRÜN	STAHLBLAU/ HIMMELBLAU/ SCHLAMMBRAUN	STAHLBLAU/ PASTELLROSÉ/ MILCHKAFFEE-BRAUN

Frühling		**Herbst**	
MAIGRÜN/ APFELGRÜN/ZARTES HIMMELBLAU	MAIGRÜN/FLIEDER/ AMETHYST	STUMPFES BLAUGRÜN/ SENFGELB/ KAFFEEBRAUN	BLAUGRÜN/ BROMBEERROT
KORALLENROT/ AMETHYST	KORALLENROT/ ZARTES KORNBLUMENBLAU	PFLAUMENBLAU/ SMARAGDGRÜN/ SONNENGELB	PFLAUMENBLAU/ GELBOLIV
KLARES GELB/BLAU/ GRÜN	KLARES GELB/ AMETHYST/ DUNKLES RÖTLICHES VIOLETT	BROMBEER/ MAISGELB	BROMBEER/ MOOSGRÜN
LACHS/SILBERGRAU	LACHS/INTENSIVES HIMMELBLAU	ROSTROT/ ROSTBRAUN/ ORANGEGELB	ROSTROT/ PETROLBLAU
ROSENHOLZ/ FLIEDER/WOLLWEISS	ROSENHOLZ/ KORNBLUMEN-BLAU/HELLBLAU	SONNENGELB/ MOOSGRÜN	SONNENGELB/ PFLAUMENBLAU
MOHNROT/ KAMELHAAR/ WOLLWEISS	MOHNROT/ AQUAMARIN	RITTERSPORNBLAU/ KHAKI	RITTERSPORNBLAU/ GELBROT
GELB/SILBERGRAU	GELB/FLIEDER	JADEGRÜN/ TAUBENBLAU	JADEGRÜN/PFIRSICH
ROSENHOLZ/ KASTANIENBRAUN/ WOLLWEISS	ROSENHOLZ/ BLAUGRAU	OLIVGRÜN/ WOLLWEISS/ ROSTROT	OLIVGRÜN/ PFLAUMENBLAU
AMETHYST/ SILBERGRAU/ZARTES GELB	AMETHYST/KLARES GELB	SENFGELB/ TOMATENROT	SENFGELB/DUNKLES PFLAUMENBLAU
KASTANIENBRAUN/ AMETHYST/GELB	KASTANIENBRAUN/ KORNBLUMEN-BLAU/HELLBLAU	KAFFEEBRAUN/ APRICOT	KAFFEEBRAUN/RIT-TERSPORNBLAU

15. Kapitel

Stoffe und Farben

Bei den Kleidungsstücken bestimmt vor allem die Struktur des Materials das Erscheinungsbild der Farbe. Material, Stoff, Form, Licht und Farbe stehen miteinander in inniger Verbindung. Farbe wirkt an einer glatten, strukturlosen Oberfläche anders als an einem strukturierten, derben Stoff.
Manche Farben sind für bestimmte Stoffe wie geschaffen, sie unterstreichen sowohl das Wesen der Farbe wie auch das Charakteristische des Stoffs. So ist Gelb eine Farbe, die gerne glänzt; in schillerndem Material wie Seide oder Duchesse wirkt sie prächtig hervortretend. An Filz jedoch wirkt Gelb farblos, matt und fast schmutzig. Flaschengrün ist eine Farbe, deren Tiefgrundigkeit besonders schön in Samt betont wird; hingegen wirkt Olivgrün an Samt plüschig und bieder. Den Zusammenhang zwischen den chrakteristischen Merkmalen des Stoffs und dem der Farbe sollten wir genau prüfen. Wir erfassen meist intuitiv, ob ein Stoff einer Farbe steht oder nicht, jedoch sollten wir mit der Kleidung auch die Struktur- und Farbharmonie auf unseren Körper übertragen.
Mit dem visuellen Eindruck der Oberflächenstruktur eines Materials verbindet der Mensch assoziative Gedanken des Berührens. Glänzendes Material erinnert seine Urinstinkte an Glattes, an polierte Steine, an Eis, Wasser, Metalle. Der Glanz der Oberfläche vermittelt ein Gefühl der Distanziertheit. Hingegen stellen die gröberen Materialstrukturen gedankliche Verbindungen zur Erde her, zum Boden, auf dem man sich gefahrlos bewegen kann, im Gegensatz zum Glatten, auf dem man sich weniger sicher bewegt. Die gröbere Struktur vermittelt Sicherheit, Wärme, Geborgenheit. Die glänzende, schillernde Struktur Distanziertheit, Kühle, Strenge, Auffälligkeit.
Vor allem wenn Farben Ton-in-Ton zusammengestellt werden, ist es sehr wichtig, bei unterschiedlich strukturierten Stoffen auf die Hell-Dunkel-Werte zu achten. Ton-in-Ton wirkt ausgesprochen häßlich, wenn die Nuancen nicht stimmen, und man sollte die optische Wirkung des Materials genau ansehen. Ein warmes Rot an einem Wollstoff wirkt anders als das gleiche Rot an einem glänzenden Stoff. Der glänzende Stoff wirkt heller und wesentlich intensiver, die Struktur des Wollstoffs läßt das Rot tiefer, schwerer und dunkler herauskommen. Nur ein direkter Farbvergleich bei Tageslicht kann uns hier weiterhelfen.
Die strukturierten Stoffe gehen gerne mit weichen, warmen Farben harmonische Verbindungen ein. Ein gutes Beispiel dafür sind die Trachten, die in ihrem kulturellen Ursprung aus naturgefärbten Stoffen und Wolle gefertigt wurden. Der traditionelle Lodenmantel ist gelbgrün, wir können uns dieses Kleidungsstück kaum in Blauviolett oder Türkis vorstellen. Die alpenländische, die ungarische oder die bulgarische Tracht bevorzugt die warmen Farben Gelb, Grün und Rot in schönen Kontrasten mit Schwarz und Weiß.

Das lokale Kolorit, die Farben der Natur und der Heimatlandschaft, zeigt uns noch in den Trachten die ursprüngliche Verbundenheit des Menschen mit seiner Umgebung.
So wie Kleidungsfarben und Hautfarbe miteinander in Einklang zu bringen sind, sollten wir auch die Stoffstrukturen in den richtigen Bezug zur Person setzen. Es kann nicht jedem Menschen Grobes, Feines, Mattes oder Schillerndes gleich gut stehen. Falsch gewählte Materialien mögen vielleicht weniger auffallen als die falsch gewählte Farbigkeit, aber man spürt, wenn irgend etwas nicht stimmt, obgleich es nicht so leicht ist herauszufinden, woran es liegen mag. So lassen sich Stoffe und Materialien im großen und ganzen in drei Kategorien einteilen:

Stoffe mit glatter Oberfläche

An diesen Stoffen treten die Farben gleichmäßig, flächig und ohne Schattierung in ihrer vollen Leuchtkraft hervor. Sie wirken klar und eindeutig. Eine glänzende Oberfläche läßt die Farben noch deutlicher hervortreten.
Glänzende Stoffe harmonieren gut mit kühlen, distanzierten Farben. Diese Farben – wie Blau, Blaugrün, Blauviolett – unterstreichen die kühle Materialstruktur. Für komplementären Kontrast zum glatten Material wählen wir warme Farben wie Rot, Gelb, Orangerot. Glattes, Glänzendes steht zu warmen Farben in komplementärem Kontrast. Kommt zu Farbe und Material noch die einfache, klare Form, haben wir gute Übereinstimmungen und ein schönes Gesamtbild erzielt.
So sind kühle, distanzherstellende Farben für Glattes und Glänzendes die passenden Harmoniefarben unter dem Aspekt Gleiches erkennt Gleiches: *Die Glätte harmoniert mit dem Kühlen.* Die Komplementärfarben aus dem warmen Farbbereich lassen die Farben am Glatten deutlicher hervortreten und verleihen ihnen gesteigerte Leuchtkraft. Diese Kraft kann sehr stark werden und die Körperfarben überstrahlen, deshalb sollte Leuchtendes, Glänzendes mäßig eingesetzt werden. Stellen wir uns einen schmalgeschnittenen Rock aus feuerroter Seide vor und daneben einen Seidenrock in kühlem Blauviolett, so wird der Unterschied ganz deutlich.
Auch die Machart des Kleidungsstücks aus glattem, hochglänzendem Stoff kann die optische Leuchtkraft steigern oder mildern. Gesteppte Falten, Ziernähte oder Rüschen stellen Struktur dar und geben daher Schatteneffekte. Nehmen wir als Beispiel einen glatten Seidenrock in Flaschengrün und daneben einen flaschengrünen Seidenrock mit gesteppten Falten oder aufgesetzten Taschen. Der Rock ohne strukturverändernde Details wirkt eindeutig farbiger, hervortretender.

Stoffe mit mittlerer Oberflächenstruktur

Hier wird die Wirkung der Farben durch sanftes Wechselspiel zwischen Licht und Schatten belebt. Die Farben wirken weicher und dunkler als an glatten Stoffen. In diese Kategorie Stoffe fallen Flanell, Samt, Baumwolle, mittleres Leinen, Seidenleinen und unter den Strickarten die mittlere Struktur.
Welche Farben ideal für die Stoffe mittlerer Struktur sind, hängt vom Charakter des Stoffs und von der Machart des Kleidungsstücks ab. Bei der Farbe können wir sowohl die Steigerung ins Aktive wie ins Passive suchen. Hochroter Flanell, eine hübsche Farbe für Mäntel oder Hosen, wirkt aktiv; marineblauer Flanell wirkt passiv und ist ebenfalls schön für Mäntel und Hosen. Naturweißes Leinen wirkt passiv, purpurrotes Leinen aktiv. So bestimmt auch der Zweck des Kleidungsstücks den Charakter von Farbe und Struktur.

Stoffe mit ausgeprägter Oberflächenstruktur

Bei diesen Stoffen und Strickarten wird die Struktur der Oberfläche durch das Wechselspiel von Licht und Schatten ganz klar und deutlich lebendig. Hierher gehören grobe Strickarten mit vielerlei stark strukturierten Mustern, grobe Leinenstoffe, Drilliche und genoppte Wollstoffe. Die Muster sind an sich aktiv, weshalb bei diesen Materialien aktive Farben oft zu überladen wirken. Grob gestrickte Pullover, Mäntel und Jacken sehen in zurücktretenden Farben meist vorteilhafter aus, da sie der Lebhaftigkeit der Oberflächenstruktur den Vorrang lassen, ihr also nicht im Weg stehen. Sowohl die kühlen Farben wie auch die warmen Farben des Farbenkreises sind für solche Stoffe geeignet. Hier kommt es im wesentlichen auf die Betrachtung von Aktiv oder Passiv an: Die Aktivität des Musters darf durch die Farbe nicht beeinträchtigt werden, bzw. die Passivität eines Musters kann durch Farbe belebt werden. Es hängt also ganz vom Charakter des Stoffs ab, wie gut er sich mit der Farbe verbindet.

Stoffstruktur und Körper

Zwischen Körper und Stoffstruktur sollte ein ausgewogenes Verhältnis bestehen. Die Struktur und das Gewicht, die Schwere des Stoffs, sollten den Körper nicht überladen, nicht überstrahlen, sondern sein „Eigengewicht“ unterstreichen. Denken wir an den Grundsatz: Gleiches erkennt Gleiches, oder Gleiches ergänzt sich im Gegensätzlichen. So kann eine zarte, zierliche Frau in zarten Strukturen, in feinen Stoffen und sanften Farben harmonisch aussehen. Vielleicht aber auch langweilig, wenn das Gesamtbild keine interessante Spannung aufweist. Ihr stünden womöglich ein derb gestrickter Pullover, strukturierte Cordstoffe oder Tweeds besser, die komplementär die Zartheit der Person auf viel interessantere Weise unterstreichen. Umgekehrt kann eine kräftig gewachsene, sportliche Frau in femininer Kleidung viel attraktiver aussehen als in der sportlich-maskulinen Kleidung, die ihrem Körperbau ähnlich ist.

Ich meine, die natürliche Harmonie von Farbe und Stoffstruktur hängt auch von der körperlichen Beweglichkeit und Vitalität des Individuums ab. Ein lebhafter Mensch bewegt sich lebendig, an ihm wird starres, grobes Material fremd wirken. Die Stoffe werden seine Körperbewegungen fließend und weich mitmachen und unterstreichen. Die Kleidung soll ja nicht uns tragen, sondern wir die Kleidung. Stoffe sollten sich mit uns bewegen und die individuelle Körperlichkeit hervorheben. Das Material des Stoffs darf deshalb nicht aufgesetzt wirken, sondern ergänzend, betonend, harmonierend.

Stoffe und ihre Strukturen

Hochglänzende und mattglänzende Stoffe:

Atlas; Brokat, glatt; Crèpe de Chine; Damast; Duchesse; Moiré; Satin; Seide; Seidenbatist; Seidensamt; Taft.

Zarte und durchscheinende Stoffe:

Chiffon; Crèpe Georgette; Gaze; Mull; Seidenmull; Seidenmusselin; Tüll; Voile; Spitzen.

Glatte und leicht strukturierte Stoffe:

Alpaka; Batist; Bourette; Crèpe frisson; Crèpe Jersey; Cretonne; Epinglé; Flanell, fein; Gabardine, fein; Kaschmir; Kamelhaar, fein; Leinen, fein; Musselin; Nessel, fein; Pikee, fein; Popeline; Rips, fein; Tuche, feine; Tweed, glatt; Twill, fein.

Strukturierte Stoffe:

Cordsamt; Flachsleinen; Flanell; Gabardine; Jersey; Kamelhaar; Kammgarn; Leinen; Loden; Nessel; Pikee; Popeline, grob; Rips; Shetland; Twill; Wildseide.

Ausgeprägt strukturierte Stoffe:

Angora; Bouclé; Borkenkrepp; Breitcordsamt; Flausch; Frottee; Kanevas; Mohair; Noppenstoffe; Tweed, grob; Waffelpikee; Webpelz.

Farbe und Oberflächenstruktur werden uns auch helfen, Mängel der Körperproportionen auszugleichen. Die optische Wirkung der zurücktretenden Farben aus dem kühlen Farbbereich – Grüntöne bis hin zum Rotviolett – lassen auch Körperteile optisch zurücktreten. Breite Hüften, zuviel Busen, zuviel Speckpölsterchen am Bauch oder am Popo können gut hinter den zurücktretenden Farben verschwinden. Mit den hervortretenden Farben, vom Gelben bis zum Purpurroten, wird man optisch Körperteile in den Vordergrund ziehen. Auffallend schöne Hüften werden so betont oder ein attraktives Dekolleté. Und denken wir auch an die Accessoires, durch die wir mit Akzentfarben die Aufmerksamkeit von heiklen Figurproblemen ablenken können. Die kleinen Einstecktücher in den gesteigerten Farben wie Hochrot, Pink, Orangerot und Türkis setzen schöne Farbakzente und lenken den Blick auf den Oberteil des Körpers. Wer hübsche Beine hat, sollte Schuhe in auffallenden Farben wählen, ebenso Strümpfe und Gürtel. Stets sollte man darauf achten, daß die Strukturen der Stoffe und die Accessoires eine gute Verbindung miteinander eingehen.

Jahrelange Erfahrung, die Gisela Watermann und Franziska Zingel in der Farbberatung sammeln konnten, sprechen für die These, daß sich den Jahreszeiten-Hautfarben bestimmte Stoffstrukturen zuordnen lassen. Das soll nicht heißen, daß alle Menschen in vier Strukturtypen einteilbar sind, doch zeigen sich beim Zusammenspielen von Stoffen, Schnitten und Farben typische Merkmale, die bei der Auswahl der Kleidung eine gute Hilfe sein können.

Winter

Die Farbpersönlichkeit des *Winter* ist zu beneiden! *Winter* darf sich viel erlauben, vom gröbsten Wollstoff bis zur feinsten Seide, ihm stehen die unterschiedlichsten Materialien. Der Kleidungsstil kann Extravaganzen und dramatische Effekte zeigen, die an anderen Farbtypen übertrieben und lächerlich wirken. Lediglich beim ländlichen Outfit, bei der rustikalen Verarbeitung des Materials stehen die intensiven, kühlen Farben des *Winter* in einem gewissen Gegensatz. Hier sollte *Winter* zu den Basisfarben Schwarz, Schwarzbraun, Tannengrün bis Marineblau greifen. Sowohl klassische wie raffinierte Schnitte, extravagante Accessoires sind für *Winter* ein sicheres Rezept. Auch die Kombination von lässig und klassisch wirkt hübsch, zum Beispiel Jeans mit klassischen Jacketts.

Sommer

Zu den sanften, kühlen Eigenfarben passen fließende, schmeichelnde und leicht strukturierte Stoffe. Meiden sollte *Sommer* sehr grobe Materialien, breiten Cord, schweren, rauhen Tweed, sehr dicke, grob gestrickte Wolle. Die stumpfen, kühlen Farben des *Sommer* kommen in glatten oder mittleren Strukturen sehr schön heraus, feiner Cordsamt, Lambswool, mittleres Leinen, Flanell, leicht strukturierte Wolle und Baumwolle.

Die sanften Farben des *Sommer* harmonieren mit fast jeder Verarbeitung, solange sie nicht zu vielförmig oder überladen ist. Sowohl mit weichen, femininen, verspielten Schnitten wie auch mit klassisch-eleganten oder sportlichen Linien. Generell gilt: die zarten Eigenfarben des *Sommer* verlangen nach natürlicher Unterstützung. Vorsicht bei groben, schweren Stoffen. Weniger ist mehr!

Frühling

Für den zarten *Frühling* gelten ähnliche Regeln wie für *Sommer.* An dieser Haut wirken schwere, grobe bis derbe Materialien leicht erdrückend. Sanfte, weiche, enggewebte, gestrickte oder gewirkte Stoffe sind sehr günstig. Steifes wirkt an *Frühling* im wahrsten Sinn des Wortes steif und widernatürlich. Worauf wir achten sollten, ist ein nicht zu herber Gesamteindruck, der selbst an sportlichen Frauen disharmonisch wirkt. Was bietet sich an? Zu den warmen Farben passen Materialien mit weicher, glatter Oberflächenstruktur. Feinmaschige Wolle, nicht zu grobe Wildseide, Seide, feiner Cordsamt, feiner Tweed, Gabardine, Flanell und alle glatten Wollstoffe. Auch locker Gewebtes und Gestricktes ist vorteilhaft, vorausgesetzt, es wirkt insgesamt leicht und luftig. Die Schnitte sind variabel, verspielt bis sportlich, klassisch, elegant. Generell werden klare, einfache Formen gut aussehen. Zurückhaltung ist besser als Wagemut.

Herbst

Herbst mit seinen intensiven Eigenfarben kann zu fast allen Materialien greifen. Besonders gut werden Stoffe wirken, die eine ausgeprägte, deutliche Struktur zeigen. Rustikales, grobgestrickte Wolle, Grobleinen, alle Tweeds und dickeren Wollstoffe, breiter Cord und andere schwere Stoffe wirken in den Farben des *Herbst* günstig. Auch Grobes und Feines sind gut kombinierbar. Ein breitmaschiger Mohairpullover kombiniert mit Leinen oder Wollgabardine bilden keine Widersprüche an *Herbst.* Die tiefgrundigen, warmen Farben passen besonders gut zu weichen, groben und strukturierten Materialien. Vom verspielten Zigeunerdress über die ländlich rustikalen Trachten bis hin zu klassischen Schnitten reichen die Möglichkeiten für *Herbst.* Extravagante, nicht zu kleinliche Accessoires sind eine ideale Ergänzung. Wenn wir an das Zusammenspiel von Farben, Formen und Materialien denken, so sollte man für *Herbst* von einer zu strengen Verarbeitung oder zu strengen Schnitten abraten. Sie stehen im Widerspruch zu den warmen, tiefgrundigen Farben wie Rostbraun, Petrolgrün und Brombeerrot, die als Basisfarben für die Grundgarderobe des *Herbst* so gut geeignet sind.

16. Kapitel

Die Farbigkeit der Muster

Wenn wir die charakteristische Wirkung der Farben an gemusterten Stoffen betrachten, können wir unterschiedlichste Kontrasteffekte feststellen. Wir haben polare Kontraste kennengelernt, die sich ins Maximale steigern, wie schwarz-weiß, kalt-warm. Außerdem haben wir die verwandten Farben „in der Farbe", entweder aus dem Roten, dem Blauen oder dem Gelben als Harmoniefarbe gesucht, hinzu trat die Veränderung der Farbigkeit durch die Struktur der Oberfläche an einfarbigen Stoffen. Bei gemusterten Stoffen tritt jetzt zu Farbe und Struktur die Form des Musters hinzu. Fassen wir noch einmal die bisher beschriebenen Kontraste zusammen:

Kontrastwirkungen

Farbe-an-sich-Kontrast Hell-Dunkel-Kontrast Kalt-Warm-Kontrast Komplementär-Kontrast	Qualitäts-Kontrast Quantitäts-Kontrast Aktiv-Passiv-Kontrast Material-Farbe-Kontrast

Bei gemusterten Stoffen können all diese Kontrastwirkungen auftreten, sowohl in der Farbigkeit wie auch in der Form des Musters und in der strukturellen Beschaffenheit des Materials. Nehmen wir ein einfaches Beispiel: Das klassische Fischgrät kann nur an der Webart dieses Stoffs, nicht aber an einem rauhen oder genoppten Stoff zur Wirkung kommen. Nicht nur die Webart bestimmt den Charakter dieses Stoffs, auch die Farbe legt den Gesamteindruck fest. Fischgrät in Brauntönen, in Rot-, Blau- oder Grautönen haben sehr unterschiedliche optische Wirkungen. Kommen die Brauntöne aus einem abgedunkelten Rot, ist das Muster den warmen Farben zuzuordnen und wird ganz anders wirken als Fischgrät in zurücktretenden, kühlen Blau- und Grautönen.

Bei der Auswahl der Kleidungsstücke werden wir uns die Frage stellen, ob die charakteristische Farbe des Musters die richtige Farbharmonie mit der Haut herstellt. Unsere individuellen Harmoniefarben sollten den eindeutigen Grundton des Musters klar bestimmen. Weiters müssen wir herausfinden, ob die Art des Musters zu den Proportionen des Körpers paßt und insgesamt der Persönlichkeit entspricht. Hinzu kommt, daß wir gemusterte Kleidungsstücke hauptsächlich mit einfarbigen kombinieren und die Muster mit möglichst vielen einfarbigen Stücken zusammengehen sollten. Das Zusammenspiel von Farbe, Muster, Struktur und Form ist sehr wichtig; es gibt einige Grundregeln, die uns helfen, das Charakteristische der Muster im Zusammenspiel von Farbe und Form zu erkennen.

Das Aktive und das Passive

Am Beispiel der Farbkontraste und der Strukturkontraste haben wir die Rolle des Aktiven und des Passiven an Farbe und Material kennengelernt. Dem Zusammenspiel von aktiv mit aktiv, passiv mit passiv oder aktiv mit passiv unterliegt stets das Grundprinzip: *Gleiches erkennt Gleiches*, oder *Gleiches ergänzt sich im Gegensätzlichen*. Dieses Grundprinzip können wir auch auf die Muster der Stoffe und ihr Verhältnis zur Farbe übertragen. Nehmen wir hier als Beispiel drei primäre Formen, die auch charakteristische Formen von Mustern darstellen. Auf der linken Seite sehen wir die passiven Farben, auf der rechten die aktiven. Die passiven Farben treten zurück, während die aktiven hervortreten. Im Wechselspiel zwischen Farbe und Form zeigt sich hier deutlich, wie Farbe die Form verändert. Stellen wir uns beispielsweise den Kreis in den aktiven, hervortretenden Farben als Punkt oder als viele Punkte auf einem Stoff vor, in gesteigertem Gelb, in Orangerot oder Weiß auf dunklem Grund, wird das insgesamt einen aktiven, lebhaften Eindruck geben. Hingegen wird der Kreis als Punkt in den kühlen, zurücktretenden Farben weniger auffallen. Es wird davon abhängen, auf welcher Untergrundfarbe er steht. Kommt er als passive Farbe auf einen aktiven Untergrund, entsteht der komplementäre Aktiv-Passiv-Kontrast. Erscheint er als passive Farbe auf passivem Grund, beispielsweise Hellblau auf Dunkelblau, gesellt sich das Passive zum Passiven und stellt so Harmonie her. So kann entweder die Farbe des Musters eine aktive oder eine passive sein oder der Hintergrund, auf dem das Muster steht. Wir sollten uns bei der Wahl von gemusterten Kleidungsstücken immer um Ausgewogenheit zwischen aktiv und passiv bemühen.

Außer der Farbe des Musters und des Hintergrunds kann auch die Form des Musters aktiv oder passiv sein. Wir sehen dies am Beispiel der primären Formen Dreieck, Quadrat und Kreis. Das Dreieck, spitz nach oben verlaufend, strebt aktiv nach oben und wirkt aufsteigend; das Quadrat drängt nach den Seiten, es verbreitet sich; im Kreis liegt die Spannung sowohl im Aktiven wie im Passiven. Es wird von der Farbe und der Untergrundfarbe abhängen, wie der Charakter der Formen unterstrichen wird.

In sich gemusterte Stoffe: Bei diesen Stoffen kann die Webart charakteristische Merkmale aufweisen oder ornamentale Muster, wellenartige Linien, Rosetten oder Gewebe mit geflammtem Muster wie Moiré haben. Das Aktive oder das Passive sollte in ausgewogenem Verhältnis zueinander stehen. Je weniger aktiv das Muster oder die Oberflächenstruktur, desto mehr kann die Farbe den komplementären Kontrast zum Muster herstellen.

Der Punkt: Tritt der Punkt in Mustern auf, hängt der Grundklang von der Größe der Punkte ab. Viele kleine Pünktchen in einem Muster mögen reizend und lieblich sein, große Punkte hingegen aktiv und hervortretend. Der Maler Wassilij Kandinsky lehrte seinen Kunststudenten am Dessauer Bauhaus über den Punkt:

„Die unvermeidliche Tatsache ist die äußere Grenze des Punktes, die seine *äußere Form* bestimmt. Abstrakt gedacht oder in der Vorstellung ist der Punkt ideellklein, ideellrund. Er ist eigentlich ein ideellkleiner Kreis. Aber ebenso wie seine Größe, so sind auch seine Grenzen relativ. In realer Form kann der Punkt unendlich viele Gestalten annehmen: seine Kreisform kann ganz kleine Zacken bekommen, er kann eine Neigung zu anderen geometrischen und schließlich zu freien Formen entwickeln. Er kann spitz sein und zum Dreieck neigen. Und durch ein Verlangen nach relativer Unbeweglichkeit geht er zum Quadrat über. Bei abgezupft-zackigem Rand können die Zacken kleinlich oder großzügig sein und sich in verschiedenen Verhältnissen zueinander stellen. Hier sind keine Grenzen

Farbe und Form

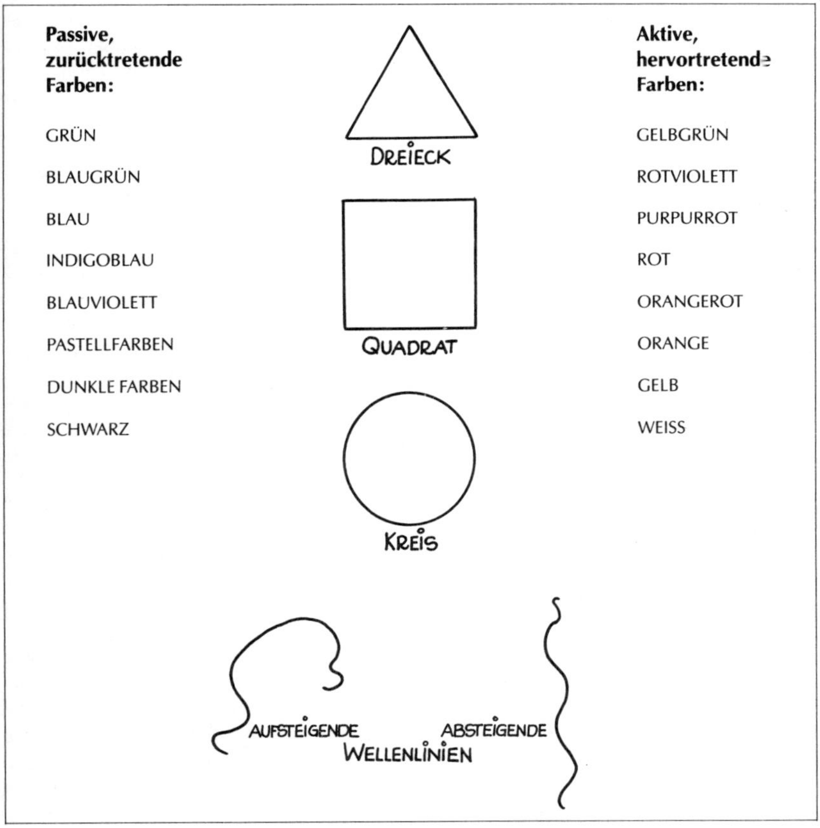

festzustellen, und das Reich der Punkte ist unbegrenzt."

Blumenmuster: Kandinskys Beobachtungen über den Punkt können wir in erweiterter Form auch auf die Blumenmuster übertragen, denn die wellenartigen Formen der Blütenblätter entspringen der Form des Kreises. Der optische Effekt des Blumenmusters ist vor allem von der Größe des Musters abhängig. Zahlreiche kleine Blümchen wirken lieblich, adrett, freundlich. Hier kommt es darauf an, den Charme des Musters durch den Stil des Kleidungsstücks zu unterstreichen, wobei

Vorsicht angebracht ist. Denn kleine Blumenmuster können auch bieder und geschmäcklerisch aussehen.
Große Blumenmuster verlangen nach Ausdehnung, nach Fläche und brauchen großzügige Schnitte. Je aktiver die Form des Musters, desto zurückhaltender sollten die Farben sein. Während intensive, gesteigerte Farben bei kleinen Blumenmustern frisch und heiter wirken können, sind große Blumenornamente als Form sehr aktiv und verlangen nach zurücktretenden Farben oder schlichter Verarbeitung.

Wellenartige Muster: Die Wellenlinie als Form vieler Muster kann in aufsteigenden oder in absteigenden Linien verlaufen. Die aufsteigende Linie wirkt am Körper immer positiver als die absteigende, nach unten ziehende Linie. Die Steigerung, die Aktivität einer Linie kann sowohl durch die Form des Musters wie auch durch die Farbe auftreten. Ist die Form aktiv, achten wir auf passive, zurücktretende Farben, ist die Form passiv, kann man sie durch aktive Farbigkeit beleben oder den Harmonieklang mit passiven Farben herstellen. Großzügige Wellenlinien in Mustern brauchen Fläche. Die Großzügigkeit von Form und Farbigkeit wird deshalb an großen schlanken Frauen gut zur Wirkung kommen.

Das Karo: Im Karo finden wir die vielfältige Darstellung von Quadraten. Für den Ausdruck des Musters ist stets die Gesamtkomposition von verschieden kleinen und größeren Quadraten maßgebend. Schwere Formen wechseln mit leichten, Hell-Dunkel-Kontraste stellen eine interessante Spannung zwischen Form und Farbe her. Zudem bestimmen die Webart des Stoffs und das Gewicht des Materials den Charakter des Karos. Denken wir an das Schottenkaro der Wollstoffe, im Vergleich zum Madraskaro bei leichten Baumwollstoffen. An den lockeren Baumwollgeweben wird die Schwere der quadratischen Form aufgehoben, sie erscheint leicht und befreit. Beim Schottenkaro ist die Schwere der quadratischen Form unterstrichen, die Elemente wirken dichter, strenger. Bei der Wahl der Kleidung werden wir darauf achten, die dominierenden Farben in Einklang mit der Hautfarbe zu bringen. Wie groß oder wie klein das Karomuster erscheint, wird auch von der Farbe der einzelnen Quadrate bestimmt. Die Grundregel: große Muster für große, schlanke Frauen, kleine Muster für kleine Frauen, gestattet Ausnahmen, wenn das Karomuster in zarten Pastellfarben oder in dunklen, zurücktretenden Farben erscheint.

Der Streifen: Die waagrecht oder senkrecht verlaufende Linie ist eine begrenzende Form. Den charakteristischen Ausdruck gewinnt der Streifen in der Art seines Auftretens: Ein sehr feiner, schmaler Streifen auf hellem Grund hat eine freie, leichte Anmutung. Ein heller Streifen auf dunklem Grund tritt deutlich als Hell-Dunkel-Kontrast hervor. Farben haben die Eigenschaft, bei Gegenüberstellung einander zu verändern, das wird insbesondere beim Streifenmuster deutlich. So wirkt neben Schwarz zartes Gelb als Streifen strahlend, neben Weiß sieht helles Gelb relativ dunkel aus. Rotblau neben Blau erscheint fast warm und läßt das Rot mehr strahlen.
Je breiter der Streifen, je intensiver seine Farbe, desto deutlicher wird die Linie markant, graphisch, abgrenzend. Achten wir darauf, daß der Kontrast zwischen Linie und Farbe in guter Harmonie zum Körper steht. Die Markanz und Deutlichkeit der Linien sollte den Menschen nicht übertönen.

Muster und die Jahreszeiten-Farben der Haut

Winter

Zu *Winter,* mit den klaren oder intensiv getönten Hautfarben, passen ebenso klare, eindeutige Muster in den bevorzugten, typischen Farben sehr gut. Die lebhaften Akzente, die *Winter* so gut tragen kann, zeigen sich in großzügigen Mustern, kleine Muster wirken an *Winter* häufig nichtssagend und geschmäcklerisch. Die kräftigen Akzente verlangen nach großzügigem Umgang!
Klare, intensive Farben und Kontraste kommen an großen, schlanken Frauen vorzüglich zur Wirkung; bei kleiner, zarter oder rundlicher Figur wird die Größe der Muster körperproportional ausgewählt. Das heißt nicht, daß man auf lebhafte Farben und Kontraste verzichten soll. Wer fade, langweilige Anti-Winter-Farben im Schrank hat, sollte sie mit lebhaften Akzentfarben ausgleichen durch entsprechende Accessoires, Blusen, Schals und Einstecktücher.
Worauf Sie achten sollten: Die Farben müssen ihren kühlen und klaren Charakter bewahren. Farben beeinflussen einander, können optisch ineinander verschwimmen, einander aufheben. Deshalb sollte man auf Klarheit im Ausdruck bedacht sein! Mit Mustern in kontrastreichen Farben, mit eindeutigen klaren Streifen, Karos oder Blumen kann *Winter* nichts falsch machen.

Sommer

Die zarten Eigenfarben dieser Haut können leicht von großen, deutlichen Mustern übertönt werden. Große Muster sind an *Sommer* dann tragbar, wenn die Farben insgesamt einen stumpfen, zurückhaltenden Eindruck vermitteln. Kleinere und mittlere Muster sind bei diesen Farben günstiger. Karos, Blumenmuster, Streifen und ornamentale Muster aus der Palette Himbeerrot, Smaragdgrün, Stahlblau, zartes Gelb kommen in mittleren Mustern schön heraus, und im Zweifel sollte Sommer eher nach kleineren statt nach größeren Mustern greifen.
Worauf Sie achten sollten: Je kleiner die Muster, desto mehr sollten Sie darauf bedacht sein, das Farbbild insgesamt richtig zu bewerten. Halten Sie den Stoff etwas von sich weg. Wie wirkt er? Zeigt er wirklich die charakteristischen Farben? Ergeben die Farben nebeneinander ein unklares Bild? Je kleiner das Muster, desto enger liegen die Farben nebeneinander, und man muß genau hinsehen, um die Grundfarbigkeit richtig einzuschätzen.

Frühling

Für diese zarte, goldgrundige Haut gilt ähnliches wie für *Sommer;* in auffälligen, kontrastreichen Mustern wirkt die Hautfarbe übertönt. So sollte sich der Kontrastreichtum nur innerhalb der idealen, typischen Farben bewegen. Die Hautfarben sind delikat und zart, sie vertragen sich gut mit ebenso zarten, delikaten Mustern. So wird beispielsweise ein türkisblauer Stoff mit kleineren bis mittleren königsblauen Tupfen viel harmonischer wirken als mit großen Punkten. Darum gilt für Frühling, die Gesamtwirkung farbiger Muster sorgfältig zu prüfen!
Worauf Sie achten sollten: Farben, die gut zu goldgrundiger Haut passen, sind zart und weich. Diese Farben gehen mit weichen Materialien und sanften Mustern gut zusammen. Wählen Sie Kontrastfarben innerhalb Ihrer Farbpalette, und prüfen Sie sorgfältig die Gesamtwirkung der Farbe am Muster.

Herbst

An der intensiv goldgrundigen oder durchscheinend rötlichen Haut wirken harte Kontraste in Mustern sehr ungünstig. Die Farben der Muster sollten den erdigen, rotgrundigen und gedämpften Charakter bewahren. In mittleren bis kleineren Mustern kommen diese Farben sehr schön heraus. Bei groben Herbst- und Winterstoffen wie Tweeds oder strukturierte Wollstoffe sind kleine Muster geeignet. Vorsichtig sollte *Herbst* bei Sommerstoffen sein, kleines zartes Blumen- oder Karomuster verliert an dieser Haut nur allzuleicht den Charme und wirkt kleinlich. Je kleiner das Muster, desto intensiver können die Kontrastfarben innerhalb der Farbpalette *Herbst* sein. Bis auf Schwarz verträgt *Herbst* dunkle Töne sehr gut, an dieser Haut können kleinere Muster in dunklen Nuancen nie dumpf wirken.

Worauf Sie achten sollten: Grundsätzlich ist *Herbst* auf der sicheren Seite, wenn die typischen Farben in den Mustern deutlich vertreten sind. Der Gesamteindruck soll immer erdig, warm und ohne harte Kontraste sein. So wäre beispielsweise Ocker in Verbindung mit Schwarz für *Herbst* dann tragbar, wenn das Ocker klar und eindeutig den Ton angibt. Bei kräftigen Farben und auffallenden Mustern ist Vorsicht geboten! An dieser Haut wirken kräftige Stricks und deutlich strukturierte Materialien besonders günstig, im Zweifelsfall sollte man die strukturierten Stoffe den gemusterten vorziehen.

Muster und die Jahreszeiten-Farben der Haut

Worauf Sie achten sollten

○ Beurteilen Sie das Muster immer nach dem Gesamteindruck der Farbigkeit.
○ Stellen Sie fest, ob die Größe und der Charakter des Musters mit den Körperproportionen in Einklang steht.
○ Lassen Sie sich nicht irritieren, wenn ein Muster einzelne Farben enthält, die nicht zu Ihnen passen. Achten Sie darauf, daß die Gesamtfarbigkeit des Musters mit Ihrer Hautfarbe harmoniert.
○ Wenn Sie Zweifel haben, prüfen Sie das Muster an Ihrem Gesicht. Erscheint Ihnen das Farbbild nicht eindeutig überzeugend, sollten Sie darauf verzichten.

Winter

Farbcharakter der Muster	**Ideale Größen von Mustern**
Kühl, klar, blaugrundig, kontrastreich. Muster in Pastelltönen sollten einen „eisigen“ Gesamteindruck erwecken. Die Farbigkeit der Muster sollte nicht ausdruckslos oder seicht sein.	Mittlere bis großzügige Muster. Kleine Muster sollten starke Farbkontraste zeigen. *Beispiele:* SCHWARZ/WEISS (Pepita) BLAUVIOLETT/ ZITRONENGELB klein gepunktet

Sommer

Farbcharakter der Muster	**Ideale Größen von Mustern**
Kühl, stumpf, blaugrundig, zurückhaltende Kontraste. Lebhafte Muster sollten im Gesamteindruck ihrer Farbigkeit nicht aufdringlich und grell wirken. Sie könnten die Hautfarbe übertönen.	Sehr kleine bis mittelgroße Muster. Große Muster sollten von zurückhaltender Farbintensität sein. *Beispiele:* SILBERGRAU/ STAHLGRAU (Glenscheck) MILCHKAFFEE-BRAUN/ALTROSÉ gestreift

Frühling

Farbcharakter der Muster	**Ideale Größen von Mustern**
Warm, zart, gelbgrundig, subtile Kontraste. Dunkle oder ausdrucksstarke, leuchtende Muster dürfen nicht dumpf oder zu dominierend sein. Sie könnten die Farbe dieser Haut übertönen.	Kleine bis mittlere Muster. Große Muster sollten in ihrer Farbigkeit eher zurückhaltend sein. *Beispiele:* BRAUN/BEIGE (Glenscheck) WOLLWEISS/ LACHSROSÉ breit gestreift

Herbst

Farbcharakter der Muster	**Ideale Größen von Mustern**
Warm, erdig, rotgelbgrundig, ausgewogene Kontraste. Muster sollten ausdrucksvoll, tiefgrundig sein. Seichte Muster wirken an dieser Hautfarbe nichtssagend.	Kleine bis mittlere Muster. Je kleiner und feiner das Muster, desto ausdrucksvoller und intensiver können die Farbkontraste sein. Bei großen Mustern grelle, harte Kontraste meiden. *Beispiele:* ROSTROT/PETROL (Glenscheck) GRÜNOLIV/ TOMATENROT gestreift

17. Kapitel

Farbige Details und Accessoires

„Die Menschen empfinden im allgemeinen eine große Freude an der Farbe. Das Auge bedarf ihrer, wie es des Lichtes bedarf. Man erinnere sich der Erquickung, wenn an einem trüben Tage die Sonne auf einen einzelnen Teil der Gegend scheint und die Farben daselbst sichtbar macht. Daß man den farbigen Edelsteinen Heilkräfte zuschrieb, mag aus dem tiefen Gefühl dieses unaussprechlichen Behagens entstanden sein."

Wie so häufig, stellt Goethe der Feinheit seiner Beobachtungen die elementare, sinnliche Freude an der Farbe zur Seite. Die spontan empfundene Farbfreude bringt uns aus der Sicherheit eines wahren Gefühls auch die intuitiv richtig verstandene Einschätzung der Farbharmonie. Die Unsicherheit bei der Wahl der Kleidungsstücke, die Entscheidung dessen, was richtig oder falsch ist, mag vor allem durch den Einfluß der Totalität und Uniformität des Modediktats erwachsen. Geleitet von der Macht der Werbung, wird das spontane Gefühl für bestimmte Farben zugunsten dessen, was gerade modisch ist, entschieden. Der verunsicherte Mensch stellt nicht Identität zwischen sich und seinen ursprünglichen Vorstellungen her, sondern Identität zwischen sich und den Wünschen des Markts und der Masse.

Individualität sollte sich nicht nur in der Bekleidung, sondern auch im Zubehör darstellen. Accessoires wie Taschen und Gürtel, Strümpfe, Schuhe und Tücher, Kopfbedekkungen und Schmuck, Handschuhe, Einstecktücher, Schleifen und Bänder sind das schöne Zubehör, das sowohl Funktions- wie Verzierungscharakter hat, Beiwerk, mit dem wir unsere Kleidung ergänzen.

Farbige Details wie Knöpfe und Knopfleisten, Futterstoffe, Krägen und Manschetten haben neben ihrer praktischen Funktion auch die Aufgabe, Kleidungsstücke zu verzieren. Die gediegene Ausarbeitung dieser Details belebt die Kleidung, und interessante Farbigkeit setzt entsprechende Akzente. Der allein sachliche Funktionscharakter ist bei manchen Kleidungsstücken durchaus angebracht, etwa an Jeans oder am Trenchcoat, dem das Funktionelle seinen Chic verleiht. Jedoch ist bei den meisten Kleidungsstücken die gelungene Verbindung von Funktionellem und Schönem, von Ästhetik und Funktion, wünschenswert und richtig. So kann ein witzig geschnittener Anorak in attraktiver Farbe durch billiges Kunststoffutter oder häßliche Ziernähte verunstaltet sein, eine formschöne Strickjacke durch unschöne Knöpfe, ein hübsches Kleid durch einen falschen Kragen.

Bei den Accessoires kommt es nicht allein auf richtig gewählte Farben an, auch Körpergröße und Körperproportion sollten berücksichtigt werden, um Taschen, Schuhe, Strümpfe und Gürtel in Übereinstimmung mit der Erscheinung zu bringen. Falsche Proportion, schlechtes Material, unrichtige Absatzhöhe an Schuhen, verkehrte Strumpffarben, unpassende Gürtelbreiten oder falsch gewählte

Farben fallen zwar als gravierende Fehler nicht sofort ins Auge, aber sie beeinträchtigen die Harmonie und hindern die Aussagekraft der Basiskleidungsstücke, denen sie als Ergänzung, aber nicht als Nivellierung dienen sollten. Es ist schade, den Basiskleidungsstücken viel Aufmerksamkeit und Sorgfalt zukommen zu lassen, um dann bei den Accessoires das gute Zusammenspiel zwischen Farbe, Form und Material außer acht zu lassen. Mit farbigen Details und Accessoires setzen wir Akzente. Wir sollten den betonenden Akzent an jene Stellen setzen, die betonenswert sind, um damit gleichzeitig den Blick von weniger günstigen Aspekten abzulenken. Mit geschickt gewählter Farbigkeit kann man Vorteile unterstreichen und Nachteile verdecken.

Handtaschen

Handtaschen und Schuhe müssen nicht die gleiche Farbe haben, das wirkt meist unbeholfen. Denken wir an die typisch deutsche Touristin, die in weißen Schuhen und weißer Handtasche so steif und unelegant dasteht. Bewegen Sie sich sicher in Ihren Farben, werden Tasche und Schuhe farblich gut aufeinander abgestimmt und vielseitig zu tragen sein. Die Basisfarben bieten große Variationsmöglichkeiten, sie vertragen sich gut mit den übrigen Farben der Kleidung.
Körpergröße und Proportion sollten im richtigen Verhältnis zur Taschengröße stehen. Kaufen Sie nie eine Tasche, ohne sich damit in ganzer Körpergröße im Spiegel zu betrachten! Voluminöse Beuteltaschen sehen an kleinen Frauen gar nicht lässig aus, und hübsche kleine Täschchen wirken an großen Frauen deplaciert. Wählen Sie keine Handtasche in auffallender Modefarbe, in der nächsten Saison ist die Tasche schon altmodisch. Halten Sie sich an die Farben, die mit den Farben Ihrer Kleidung harmonieren, und Sie können die Taschen über viele Jahre tragen.
Beachten Sie die sorgsame Ausarbeitung von Details. Taschen sind auch Schmuckstücke. Eine schön gearbeitete Schließe, eine farbige Einfassung, ein hübsches Futter, all diese Kleinigkeiten sollten attraktiv und handwerklich interessant gestaltet sein.

Gürtel

Denken wir daran, daß jeder Gürtel die Taille betont. Ist sie wirklich Ihr zu akzentuierender Punkt? Die Querlinie Gürtel trennt den Körper optisch in zwei Teile und legt damit eindeutige Proportionen fest. Je lebendiger und hervortretender Farbe und Form des Gürtels sind, desto mehr Aufmerksamkeit gilt dem Blickpunkt Taille. Gehören langgeschnittene Jacken, Pullover und Blusen zu Ihren Favoriten, werden Sie weiche, schmiegsame Gürtel bevorzugen, die mehr auf der Hüfte liegen als direkt auf der Taille. So läßt sich die Taillenlinie zwar umspielen, aber nicht eindeutig akzentuieren.
Wie die Handtaschen sollten auch die Gürtel in Harmoniefarben zu den Basisfarben der Kleidung gewählt werden, dann sind sie gut tragbar. Eindeutige Kontrastfarben zu den Farben der Kleidung setzen ausdrucksvolle Akzente, deshalb sollten Sie vorsichtig sein, damit die Kontraste nicht zu hart und zu lautstark werden.
Die schöne Ausarbeitung der Details spielt beim Schmuckstück Gürtel eine wichtige Rolle. Schlecht verarbeitete Ränder, billige Schließen, rasch verschleißendes Material, unschöne Gerberei- und Färberarbeit, alles dies mag dazu beitragen, Gürtel billig und häßlich erscheinen zu lassen.

Nachteiliges	**und wie es versteckt wird**
Die Beine sind im Verhältnis zum Oberkörper zu kurz	Sorgen Sie dafür, daß durch die Kleidung der Übergang zwischen Oberkörper und Unterkörper optisch nicht getrennt wird. Jacken und Pullis sollten bis zur Hüfte reichen, um den Übergang zu kaschieren. Wählen Sie expressive Farben für die Oberteile. Wenn Sie Gürtel tragen, achten Sie darauf, daß sie sich farblich nicht zu sehr von ihrem Untergrund abheben. Bei unterschiedlich farbigem Ober- und Unterteil sollte sich der Gürtel der Farbe des Unterteils anpassen. Sie erreichen so eine optische Verlängerung.
Die Beine sind im Verhältnis zum Oberkörper zu lang	Hier sollten Oberteile einen langen Schnitt haben, um das Mißverhältnis zwischen Oberkörper und Beinen zu kaschieren. Gürtel sollten unterhalb der natürlichen Taillenlinie getragen werden und nicht zu breit sein. Sie sollten sich in ihrer Farbe dem Oberteil anpassen, um den Oberkörper optisch zu verlängern.
Die Hüften sind im Verhältnis zu den Schultern zu breit	Der optische Ausgleich sollte von den Schultern ausgehen. Tragen Sie Schulterpolster, auch in Blusen und Pullovern. Wählen Sie ausdrucksstarke Farbigkeit bei den Oberteilen. Eingelegte Fältchen, farbige Passepoilierung in den Ärmeleinsätzen setzen weitere Schwerpunkte.
Die Schultern sind schmal und abfallend	Es ist ein Problem, wenn Kleider am Körper „hängen", statt „getragen" werden. Blusen, Pullover, Jacken und Mäntel lassen sich mit Schulterpolstern unterlegen. Das gibt dem Kleidungsstück Stand und Form.
Der Busen ist zu klein	Achten Sie auf das Material der Stoffe. Strukturlose, zu dünne und feine Stoffe, die eng am Körper anliegen, sind ungünstig. Grobgewebtes, Gestricktes, Genopptes, Blusen mit Details wie Taschen und breiten Passepoilierungen lassen den Körper hinter der Struktur zurücktreten.
Der Busen ist zu groß	Vermeiden Sie enganliegende Oberteile, die den Busen zu sehr abzeichnen. Gerade geschnittene Jacken und lässig weite Pullis sind günstig. Wählen Sie zurücktretende Farben.
Die Beine sind nicht gerade	Vermeiden Sie enggeschnittene Hosen und hervortretende Farben. Beim Rock sollte der Saum das Knie bedecken. Wählen Sie Strümpfe in zurücktretenden dunklen Farben. Tragen Sie keine enganliegenden Stiefel.
Die Arme sind zu lang	Für Sie wurden Stulpenaufschläge erfunden! Meiden Sie lange, enganliegende Ärmel ohne Bündchen. Tragen sie großzügig weite Ärmel, lange und breite Manschetten, die optisch die Armlänge unterbrechen. Krempeln Sie die Ärmel in die Höhe und lassen Sie farbige Blusenärmel darunter sehen. Keinesfalls sollten Sie dreiviertellange oder zu kurze Ärmel tragen. Aus ihnen ragen die Arme hervor, und ihre Länge wird zusätzlich betont.
Sind Sie zu groß?	Großzügige Schnitte und lebendige Farbigkeit unterbrechen optisch die Länge. Schwungvolle Capes, weite Pullis, weit geschnittene Röcke und blousonartige Oberteile, schenkellange Jacken sorgen für Querlinien.
Sind Sie zu klein?	Vermeiden Sie den verzweifelten Versuch, mit langgeschnittenen Jacken und Pullovern die Figur in die Länge zu strecken, das macht nur noch kleiner. Enganliegende, kurze Jacken, zierliche Krägen, farblich lebhaftes Zubehör, kleine Knöpfe, hochgeknöpfte Jacken und viele hübsche Details gliedern die Figur.
Sind Sie zu mollig?	Achten Sie auf die Materialien! Sie sollten grobe, schwere Strukturen meiden. Glatte, unifarbene Stoffe oder allenfalls feine Muster wie Längsstreifen sind für Sie geeignet. Enganliegende, figurbetonte Schnitte sind unvorteilhaft. Durch den geschickten Umgang mit Farben können Sie viel erreichen! Tragen Sie einfarbig, durchgehend von Kopf bis Fuß, und setzen Sie nur bei den Ergänzungsteilen farbige Akzente. So wirken Sie größer und schlanker. Beispiel: dunkelblaues Kleid oder Rock und Bluse in dunkelblau, dazu dunkelblaue Schuhe und Strümpfe. Dazu: Rote Jacke, rot-weißer Schal oder Einstecktuch.

Schuhe

Kein Accessoire wird die Harmonie der Kleidung mehr stören als der falsche Schuh zum richtigen Kleid. Um Charakter, Farbe und Form der Schuhe in Einklang mit der Kleidung zu bringen, berücksichtigen wir das Funktionelle am Schuh, das den Stil bestimmt, sowie Farbe, Form und handwerkliche Verarbeitung. Die Materialstruktur und die Art der Verarbeitung sollten der Kleidung *ähnlich* sein, wenn der Schuh zum Kleid passen soll. So gehört, unter dem Gesichtspunkt des ähnlichen, zu Tweedhosen ein strukturierter Schuh und kein glatter, glänzender Ballerinaslipper, der besser zu schmalgeschnittenen Seidenhosen paßt; zum legeren Jeansrock werden wir ebenso legere Schuhe wählen, zum eleganten schmalen Flanellrock werden wir der Art des Flanells angemessene Materialstrukturen tragen.

Je höher der Absatz, je lebhafter die Farbigkeit, desto *aktiver* wirkt der Schuh. Füße und Beine sollten ideale Proportionen aufweisen, wenn sie durch lebhafte Farben und Formen stark betont werden. Die harmonische Verbindung zwischen der Materialstruktur der Schuhe und der des passenden Strumpfs bestimmt die alte Regel: Je höher und feiner der Absatz der Schuhe, desto feiner das Material der Strümpfe.

Wählen Sie die Farbe der Schuhe passend zu den Basisfarben Ihrer Kleidungsstücke. Bedenken Sie, daß die Ton-in-Ton-Harmonie zwischen den so unterschiedlichen Materialien wie Stoff und Leder kaum herstellbar ist, und bevorzugen Sie lieber Farben, die eine Ergänzung zu Ihren Basisfarben sind, wie etwa Dunkelblau zu Bordeauxrot, Karamelbraun zu Kaffeebraun, Hellgrau zu Hochrot, Olivgrün zu Hellgelb. Alle diese Kombinationen wirken geschickt und farbbewußt.

Es ist ein teurer Spaß, sich mit den Schuhfarben nach den Modefarben zu richten, die schon in der nächsten Saison altmodisch sein können. Preiswerte Schuhe wie einfache Sommersandalen, geflochtene Bast- oder Leinenschuhe greifen das Budget kaum an, und hier kann man in Pop- und Modefarben schwelgen, wenn die Farben mit der Kleidung gut zusammengehen.

Man wirft der deutschen Frau oft vor, sie habe wenig „Schuhbewußtsein". Es fällt tatsächlich auf, daß Frauen südlicher Länder der Aussagekraft und Eleganz der Schuhe viel mehr Aufmerksamkeit widmen als Frauen nördlicher Breitengrade. Ich meine, das Bewußtsein für das Kleidungsstück Schuh hat mehr mit dem Bewußtsein für den Fuß als für den Schuh zu tun. Der schöne Gang, das elegante Auftreten des Fußes auf dem Boden spielt im Bewußtsein des Weiblichen eine tragende Rolle. Hier ist der Fuß nicht nur ein „Werkzeug", mit dem man gehen kann, sondern Symbol von Anmut und Leichtigkeit.

Strümpfe

Die Strumpffarbe soll mit Schuhen und Kleidung in harmonischem Farbeinklang stehen. Außer der farblichen Übereinstimmung sollte auch die Struktur des Strumpfes dem der Kleidung und den Schuhen *ähnlich* sein. Eindeutige Muster, klare Oberflächenstrukturen müssen mit der Kleidung Einheitlichkeit herstellen.

Die Vielfalt des Farbangebots bei feinen Strümpfen, sportlichen Strickstrümpfen, Söckchen und Kniestrümpfen ist groß, und es dürfte kein Problem sein, auch feinste Nuancen passend zueinanderzustellen. Wählen Sie die Strumpffarben übereinstimmend zu den Basisfarben:

Winter: Graubraun, Grau, Marineblau, Schwarz, Schwarzbraun, Rauchblau, kühles Beige.

Sommer: Grau, kühles Braun oder Beige, Blaugrau, Burgunder, Bordeaux, Aubergine.
Frühling: Elfenbein, Beige, Hellbraun, Pfirsich, Vanille, gelbgrundiges Apricot.
Herbst: Schokoladenbraun, warmes, goldgrundiges Beige, Zimt, Graugrün, Oliv, stumpfes Rostrot, stumpfes Graublau.

Hüte und Kopfbedeckungen

Die Vielgestaltigkeit der Hüte und Kopfbedeckungen wie Mützen, Barette oder Kopftücher bietet vielfältige Möglichkeiten, farbige Akzente zu setzen. Die Kopfbedeckung als Schutz vor Kälte, vor Hitze oder als Regenschutz hat zwar in erster Linie funktionelle Aufgaben, das schließt jedoch die attraktive, schmückende Gestaltung nicht aus. Stil, Form und Farbe müssen mit der Kleidung harmonieren, die Kopfbedeckung darf nie wie ein Fremdkörper zur übrigen Bekleidung oder zur Person stehen.
Fassen wir noch einmal die Möglichkeiten der Kontraste für Form, Material und Farbe zusammen:

Farbe-an-sich-Kontrast: Hier sind Kopfbedeckung und Kleidung in unterschiedlichen Farben gewählt. Sind beide im Material ähnlich oder identisch, wird der Kontrast nur durch die Farbe gebildet. Bei unterschiedlichen Materialien entsteht ein zusätzlicher Materialkontrast.

Hell-Dunkel-Kontrast: Der Kontrast entsteht durch die Verbindung einer hellen zu einer dunkleren Farbe. Bei Ton-in-Ton-Zusammenstellungen ist die Grundfarbe von Kopfbedeckung und Kleidung identisch: Hellblau – Dunkelblau. Unterschiedliche Farben – Hellgelb – Dunkelblau – steigern die Kontrastwirkung.

Kalt-Warm-Kontrast: Die Farben der Bekleidung kommen aus dem warmen Bereich des Farbenkreises, die der Kopfbedeckung aus dem kalten Bereich.

Komplementär-Kontrast: Hutfarbe und Kleidungsfarbe ergänzen sich im Komplementärfarbigen.

Qualitäts-Kontrast: Die Strukturen der Materialien von Kleidung und Kopfbedeckung sind unterschiedlich und ergänzen einander. Der Kontrast wird durch die gegensätzliche Qualität der Farben verstärkt, indem eine leuchtende einer stumpfen Farbe gegenübergestellt wird. Beispiel: Eine Häkelmütze aus Seidengarn in einem matten Grau wird zu glatter, hochglänzender, leuchtend roter Seide getragen.

Aktiv-Passiv-Kontrast: Dieser Kontrast kann sowohl in der Kopfbedeckung an sich vorhanden sein (passive Form und aktive Farbe) oder auch zwischen Kleidung und Kopfbedeckung bestehen. Zu passiven, ruhigen Kleidungsfarben und -formen wirken aktive Form und Farbe der Kopfbedeckung als harmonische Ergänzung.

Tücher

Das Einstecktuch: Als Farbtupfer paßt es gut in die Brusttasche von Jacketts, Strickjacken und Mänteln. Farblich differenziert gewählt und lustig getragen, wirkt es keineswegs steif.

(Format: 27 cm × 27 cm.)

Das quadratische Halstuch: Ein lose geschlungenes, weiches Halstuch setzt schöne Farbakzente. Es unterstreicht die Farbe der Haut und lockert formale, strenggeschnittene Kleidungsstücke auf.

(Format: 65 cm × 65 cm.)

Der Längsschal: Er gehört zu den Klassikern unter den Schals, und trotzdem gibt es immer wieder neue Muster und Ideen, ihn zu tragen. Aus Seide oder im Krawattenmuster, einfarbig und an den Enden mit Fransen verziert, als Krawatte oder als Schleife gebunden.

(Format: 1,40 cm × 14 cm.)

Das Kopftuch: Lässig gebunden, gewickelt oder klassisch getragen, um die Schultern geschlungen zum Pullover oder Mantel – es hängt ganz von der individuellen Vorliebe ab, was man mit dem Kopftuch macht. In der Farbigkeit lassen sich interessante Akzente setzen, mit Mustern, Ton-in-Ton- oder Komplementärfarben.

(Format: 87 cm × 87 cm.)

Das Umschlagtuch: Es ersetzt schon fast ein Cape, das riesige Umschlagtuch, das vor allem großen Frauen gut steht. Aus feinem Wollstoff, gemustert mit Blumen oder Karos, einfarbig oder in sich gemustert, mit Fransen, Rips- oder Satinbändern eingefaßt – der Vielfalt sind keine Grenzen gesetzt. Zu den Farben der Basiskleidungsstücke sollte das Umschlagtuch gut passen, man kann es über Mänteln, Jacken und Pullovern, zu Hosen und Röcken tragen.

(Format: 1,35 cm × 1,35 cm.)

Schleifen und Bänder

Samtbänder, Baumwollbänder, Bänder aus Satin, Rips und Taft, Tressen und Kordeln – es gibt eine große Auswahl dieses hübschen kleinen Accessoires, mit dem wir die Kleidung farblich beleben. In den Kurzwarenabteilungen der Kaufhäuser oder in Handarbeitsläden kann man individuelle Farbigkeit zusammenstellen und die richtige Länge und Breite der Bänder selbst bestimmen. Als Auflockerung eines strengen Blusenkragens, als farbiges Band im Haar, als kleine Zierde am Hut, als attraktive Schleife im Ausschnitt von Jacketts und Pullovern setzen Bänder schöne Farb- und Formkontraste. Insbesondere als Kontrast zu passiven, zurücktretenden Farben geben sie nicht zuviel gegengewichtige Farbigkeit, sondern wirken optisch als Belebung und Ergänzung.

18. Kapitel

Mythos der Steine

Edelsteine und Mineralien, Erze und Metalle, jene aus der Erde geborenen Schätze, sind seit alters den Menschen Zierde und Schmuck. Die Faszination, die Edelsteine schon immer auf Menschen ausübten, war zunächst in der Schönheit der Steine begründet, in ihren prächtigen Farben, ihrer Durchsichtigkeit und der Lichtbrechung der Kristalle. Seit Urzeiten schreibt man den Steinen schützende und heilende Kräfte zu, so sind auch Talismane, Amulette und Glücksbringer aus dem alten Glauben an die Wirksamkeit der schützenden und heilenden Kräfte der Steine und Metalle entstanden. In der Frühzeit der Kulturen gab es praktische Anweisungen, wie und in welcher Form die Edelsteine gegen bestimmte Krankheiten zu verwenden waren. Im kultischen Ritual wie in der Verehrung der Planeten Sonne und Mond wurden Edelsteine von Schamanen und Medizinmännern geheiligt. In der „Ayurveda", was altindisch soviel wie „Wissenschaft vom Leben" bedeutet, finden sich zahlreiche Hinweise auf Therapien mit Steinen. Die Steine wurden in pulverisierter Form eingenommen, was sich natürlich nur eine kleine privilegierte Gruppe leisten konnte. Häufig wurden in der indischen Heilkunde Steine auch äußerlich angewendet, indem man sie auf erkrankte Körperstellen legte oder den kranken Körper mit Steinen und Metallen bestrich und massierte. Es wurden Heilsalben aus zerstoßenen Steinen hergestellt, wobei Tinkturen mit zermahlenen Perlen, Saphir, Malachit und Stibnit besonders gefragt waren.

Die Farben der Steine spielen in der Heilkunde mit Edelsteinen eine bedeutende Rolle. Nach dem paracelsischen Prinzip „similia similibus curantur" – Gleiches heilt Gleiches – wurde die Farbe der Steine für die Heilmethode ausschlaggebend. So gelten die Farben aus dem warmen Bereich des Farbenkreises als jene, die Kraft spenden, die Farben des kalten Bereichs als Farbkräfte, die Krankes hinweg*ziehen*. In der chinesischen Heilkunde zählen vor allem die violetten Steine wie etwa der Amethyst zu den körperreinigenden Steinen; der tiefrote Rubin gilt als Kraftspender, in Indien heißt er der Herr aller Steine. Alle grünen Steine wie Smaragd, Chrysopras, Olivin und Jade gelten als harmonisierend, Gleichgewicht gebend, versöhnend. Die Steinfarben des warmen Farbbereichs gelten als Yang, das Kraft gibt, Steine aus dem kalten Farbbereich sind Yin zugeordnet, das psychische Krankheit und Disharmonie aufnimmt. So wird empfohlen, Steine in jenen Farben zu

Yang Farben der Steine und Metalle	**Yin** Farben der Steine und Metalle
ROT	BLAUGRÜN
ROTORANGE	BLAU
GELB	BLAUVIOLETT
GELBGRÜN	ROTVIOLETT
GOLD	SILBER
KUPFER	ZINN

tragen, die dem Individuum mangeln, gleichsam um Kraft zu stimulieren und aufzuladen. Die Doppelbedeutung der Steine und der Metalle, als Schmuck und als Schutz vor Krankheit und Spender magischer Kräfte, ist seit Menschengedenken bekannt, wie zahlreiche Grabfunde aus der Pharaonenzeit belegen. Von hoher kultischer Bedeutung war auch der mit zwölf Edelsteinen versehene Brustschmuck der Hohenpriester der mosaischen und nachmosaischen Epoche, für die ein Edelsteinorakel Gültigkeit hatte. Vor der babylonischen Gefangenschaft der Juden diente dieses Orakel dem Judentum zur Erforschung des göttlichen Willens. Im Alten Testament wird beschrieben, wie der Brustschmuck aus zwölf Edelsteinen nach dem Willen Jahwes beschaffen sein sollte: „Viereckig soll es sein, doppelt gelegt, eine Spanne lang und eine Spanne breit; und du sollst es mit einem Besatz von Edelsteinen schmükken, in vier Reihen von Steinen; in der ersten Reihe stehen nebeneinander ein Karneol, ein Topas und ein Smaragd; in der zweiten Reihe ein Rubin, ein Saphir und ein Jaspis; in der dritten ein Hyazinth, ein Achat und ein Amethyst; in der vierten Reihe ein Chrysolith, ein Soham und ein Onyx." Eine andere Stelle des Alten Testaments enthält die Beschreibung des Paradiesmenschen, der am Tag der Erschaffung mit Edelsteinen geschmückt wurde: „In Eden, dem Gottesgarten, warst du, warst bedeckt von allerlei Edelsteinen: Karneol, Topas und Jaspis, Chrysolith, Soham und Onyx, Saphir, Rubin und Smaragd, und von Gold war die Arbeit der Fassung und der Vertiefungen an dir." (Ezechiel 28,13.) Die leuchtenden Edelsteine des Paradiesmenschen sind als Ergebnis einer alten Sternenlegende gedeutet worden. Auch hat man den Mythos vom Sturz der Engel als Sterne beziehungsweise Edelsteine zu den Planeten und Tierkreiszeichen in Bezug gesetzt.

Die Zahl Zwölf der Steine, die im Alten Testament hauptsächlich die zwölf Stämme Israels symbolisiert, war für den ganzen mediterranen Raum sakrosant, für die zwölf Tierkreiszeichen der Ägypter wie für die zwölf olympischen Götter der Griechen. Der Ursprung der Verehrung der Zahl Zwölf lag in Mesopotamien, und auch die Priesterschaft und die Pharaonen Ägyptens sahen in der Symbolzahl Zwölf ein sich ewig wiederholendes, von Göttern gewolltes Prinzip.

Die alten Mythen über die Beziehungen zwischen Menschen, Steinen und Planeten wurden im deutschen Mittelalter wieder lebendig. Die Mystikerin Hildegard von Bingen (um 1100–1179) beschrieb visionär die Entstehung der Edelsteine in ihrem Werk „Physika": „Im Osten und wo allzu heftige Sonnenglut herrscht, entstehen die Edelsteine. Die Berge in jenen Gegenden haben von der Sonnenglut Hitze wie Feuer, und die Flüsse dort sind von ihr immer heiß, so daß zuweilen eine Überschwemmung dieser Flüsse losbricht und sie zu jenen Bergen emporsteigen. Es werden dann die ebenfalls von der Sonnenhitze glühenden Berge von ihnen berührt, und wo das Wasser mit dem Feuer zusammentrifft, werfen sie Schaum aus, wie es bei feuerglühenden Eisen oder feuerflüssigem Steine ist. Nun bleibt der Schaum haften und erstarrt während dreier oder vier Tagen zu Stein. Hört dann die Überschwemmung der Wasser wieder auf, so daß sie wieder in ihr Bett zurückkehren, dann trocknet dieser Schlamm, der an verschiedenen Plätzen an den Bergen hängenblieb, je nach den Tageszeiten und deren Temperatur aus. Je nach der Temperatur dieser Tagesstunden bekommt der Schlamm Farbe und Kräfte und wird zu Edelsteinen verhärtet. Tritt dann wieder eine Überschwemmung dieser Flüsse ein, dann nehmen sie zahlreiche derartige Steine auf und tragen sie in andere Länder,

wo sie schließlich von Menschen gefunden werden."
Um der Entstehungsgeschichte der Steine nachzuspüren, müssen wir sehr weit in die Entstehungsgeschichte unseres Planeten Erde zurückgehen. Vorwiegend im Erdinnern entstehen die Mineralien aus glutflüssigen Schmelzen und Gasen; andere Mineralien bilden sich in Wasser oder durch Umkristallisation schon vorhandener Mineralien bei großem Druck oder hoher Temperatur. Die meisten Edelsteine gehören zum Reich der Mineralien und haben daher auch ähnliche Herkunftsbedingungen. Bei der Betrachtung der Entstehung der Steine und Metalle können wir einmal die naturwissenschaftliche Methode, bei der man dem kausalen Denken folgt, anwenden, oder auch eine andere Art des Denkens, nämlich dem Denken in Analogien. Wir stellen fest, daß bei der Schöpfung jeder Lebensform auf der Erde ein Naturgesetz zugrunde liegt. Der Entwicklungsgang eines Menschen von der Zeugung bis zum Tod verläuft nach diesem Schema. Die neun Monate der Entwicklung im mütterlichen Schoß verdichten das Wesen Mensch zu einem Körper, der Aufbau der Lebensform findet in der schützenden Umhüllung des Mutterleibes statt. In Analogien weitergedacht, gebären die Erde und das Wasser Steine, Mineralien und Metalle, und ähnlich der Entstehung aller Natur werden bei der Bildung des Neuen einander ähnliche Stoffe und Wachstumsbedingungen benötigt, um chemische und physikalische Prozesse des Werdens in Bewegung zu setzen. Die mittelalterliche Mystik spricht von der Entstehung der Erde analog zum Werden des Menschen, der Tiere und der Pflanzen: mit der Verdichtung des Stoffes entstand das Urgestein der Erde analog den Skeletten, die Erdkruste analog den Nägeln und dem Horn, das Wasser analog dem Fleisch, das Bewachsen mit Bäumen und Pflanzen analog dem Haar. Elementare Bausteine des Lebens wie Atome und Spurenelemente und Mineralien, Kieselsäure, Silizium, Magnesium, Eisen, Kohlenwasserstoffe, aus denen Mineralien und Steine bestehen, sind auch Bausteine des Körpers von Mensch, Tier und Pflanze.
Aus dieser Sicht, wo das Ähnliche, das einander Gleichende aufeinander zugeht, um Neues zu formen, kann der Mensch in den Steinen, den Kindern der Erde, auch einen Teil seiner eigenen Substanz erkennen. Paracelsus, vielbegabter Naturforscher und Begründer der neueren Heilmittellehre, arbeitete bei der Krankenheilung mit den Edelsteinen und ihrer Farbigkeit, er legte die Steine auf den Körper oder fügte sie im pulverisierter Form den Medikamenten bei. Für ihn waren Menschen, Tiere und Pflanzen wie die Steine einander ähnliche Natursysteme, in denen er das Göttliche als geordnetes Gesamtwerk erkannte.
In neuerer Zeit setzten Rudolf Steiner und die Anthroposophen den Menschen in eine untrennbare Beziehung zum All der Natur. Steiner räumt den Edelsteinen einen besonderen Stellenwert ein und bezeichnet sie als „Sin-

Edelsteine	**analog den Sinnen**	**Edelsteine**	**analog den geistigen Fähigkeiten**
Chrysolit	Gesichtsinn	Beryll	Verstand
Onyx	Gehör, Inspiration	Granat	Vorstellungsvermögen
Karneol	Tastsinn	Rubin	Intuition
Topas	Geschmackssinn	Hyazinth	Geist
Smaragd	Bewegungssinn	Amethyst	Nächstenliebe

nesorgane geistiger Wesen". Ähnlich den Mystikern des Mittelalters stellte er Analogien zwischen Edelsteinen, menschlichen körperlichen und geistigen Fähigkeiten fest:
Die Verbindung zwischen den Planeten, den Steinen, den Menschen, den Tieren und den Pflanzen geht auf die seit den Ägyptern bekannte Auffassung zurück, daß bestimmte anorganische und organische Materialien substantielle Eigenschaften besitzen, die miteinander korrespondieren und einander beeinflussen. Die Sensibilität für bestimmte Schwingungen – zum Beispiel über den Erdmagnetismus – der Sonne und des Mondes zeige die Korrespondenz zwischen Mikrokosmos und Makrokosmos. Dem entspricht das in der Antike entstandene und im Mittelalter weiterentwickelte Weltbild des Astronomen und Geographen Ptolemäus (87–165 n. Chr.), der die Erde von einer Anzahl übereinanderliegenden Sphären umgeben sah, die jeweils durch energetische Schwingung einander durchdringen. Man nahm an, daß die Edelsteine und Metalle durch den Einfluß der Sterne gebildet würden und Schwingungen vom Makrokosmos in den Mikrokosmos zu tragen vermochten. Dadurch erhielten die Edelsteine eine heilige Bedeutung. Agrippa von Nettesheim (1456–1535), dessen Werk „De Occulta Philosophia" von den antiken Quellen stark beeinflußt war und für Jahrhunderte große Bedeutung für Astrologie und Mantik hatte, setzte die zwölf Steine der Apokalypse mit den zwölf Tierkreiszeichen in folgende Beziehung:

Widder: Sardonyx **Stier:** Karneol **Zwillinge:** Topas **Krebs:** Chalzedon **Löwe:** Jaspis **Jungfrau:** Smaragd **Waage:** Beryll	**Skorpion:** Amethyst **Schütze:** Hyazinth **Steinbock:** Chrysopras **Wassermann:** Bergkristall **Fische:** Saphir

Wenn heutzutage die Astrologie nur den Zusammenhang zwischen Menschen und Sternen eindimensional interpretiert und damit vor allem die anthropozentrische Lebenshaltung untermauert, wendet sie sich ganz ab von der alten Denkweise, wonach alles Leben, auch das der Tiere, Steine und Pflanzen, in natürlicher Verbindung miteinander steht und einem größeren kosmischen Ordnungsprinzip unterliegt.
Mit dem Ende des newtonschen Zeitalters und der mechanistischen Auffassung der Naturgesetzlichkeiten wird nun über die moderne Biologie und Physik verdeutlicht, daß es zwischen Himmel und Erde wohl interessanter zugeht, als Menschen zu denken in der Lage sind. Was die indischen Weisen als farbige Schwingung und Aura an allem Lebendigen sahen, heißt heute in der neueren Biologie morphogenetische Kraftfelder, Schwingungen, die sowohl kollektive Information wie auch genetische Codes übermitteln.

Dazu sagt der amerikanische Biologe Rupert Sheldrake:
„Wir gehen jetzt von einem Ende des Spektrums, den Kristallen, gleich zum anderen, dem Verhalten. Und ich glaube, daß die selben Prinzipien, die gleichen formativen Felder, auch das Verhalten von Tieren und Menschen, das heißt ihre Instinkte, durch die gleiche Art von Einfluß aus der Vergangenheit zustande kommen, durch jenen Prozeß von Gleichem auf Gleiches, den ich ‚morphische Resonanz' nenne. Diese Theorie betrifft nicht nur lebende Organismen. Sie gilt auch für die Formen von Kristallen, Molekülen und Atomen."

Farben der Steine und ihre historisch bekannten schützenden und heilenden Kräfte

Farbe: Rot, Rötlich

Planet: Mars
Metalle und Elemente des Mars: Eisen, Sauerstoffgruppe
Edelsteine: Rubin, Karneol, Feueropal, roter Granat, roter Jaspis, Blutstein, Almandin, Rhodonit und Rhodochrosit, Hessonit, Magnetit, roter Spinell, Pyrop, Achat.
Schutz- und Heilwirkung: Rot wirkt auf Herz, Blut und Blutkreislauf; es wärmt, zieht das Blut zu der Stelle, wo sich der Stein befindet. Rot zieht Kraft an, bläßliche, energielose, blutarme Menschen sollen rote Steine tragen.

Farbe: Orange

Planet: Jupiter
Metalle und Elemente des Jupiter: Zinn, Aluminiumgruppe
Edelsteine: Topas, orangefarbener Hyazinth und Karneol, Feueropal, Helidor, Padparadscha, orangerote Koralle.
Schutz- und Heilwirkung: Orange gilt als Mischung von aktivem Rot mit der Gewitztheit des Gelb. Es stimuliert, befreit den in eintönigem Pflichtleben erstarrten Menschen. Es gilt als verdauungsanregend und atmungsbelebend.

Farbe: Gelb

Planet: Merkur
Metalle und Elemente des Merkur: Quecksilber, Halogene
Edelsteine: Citrin, Topas, gelber Diamant, gelber Saphir, gelber Karneol, Bernstein, gelber Beryll, Peridot, Tigerauge, Trapiche-Smaragd.
Schutz- und Heilwirkung: Gelb ist die Farbe des Gehirns und der Nerven, des Denkens und Sprechens, der Kommunikation. Der allzu passive, verträumte Mensch wird durch Gelb aktiviert, belebt.

Farbe: Goldfarben

Planet: Sonne
Metalle und Elemente der Sonne: Gold, Edelgase
Edelsteine: Goldtopas, Katzenauge, Tigerauge, Chryso-Beryll, Pyrit, Sonnenstein, goldfarbener Citrin, Diamant.
Schutz- und Heilwirkung: Goldfarbene Steine und Gold stärken das Herz, wecken Aktivität und schöpferisches Denken. Sie sollten von Menschen getragen werden, die physische und psychische Herzenskraft anziehen wollen.

Farbe: Grün

Planet: Venus
Metalle und Elemente der Venus: Kupfer, Calciumgruppe
Edelsteine: Olivin, Serpentin, Aventurin, Uwarowit, Chrysopras, Smaragd, Jade, Nephrit, Alexandrit, Amazonit.
Schutz- und Heilwirkung: Grün, als Mischung von Gelb und Blau, von kalt und warm, ist die Farbe des Gleichgewichts. Grün gibt Selbstbeherrschung, Ausgewogenheit. Grüne Steine wirken günstig auf Herz, Nieren und weibliche Organe; das gilt auch für die rosafarbenen Steine. So werden der Venus und den rosafarbenen Steinen, wie Rosenquarz, das Erwachen der Liebesgefühle zugeordnet.

Farbe: Türkis, Grünblau

Planet: Uranus
Metalle und Elemente des Uranus: Blei, Eisengruppe
Edelsteine: Türkis, Malachit, Amazonit, Aquamarin, grünblauer Saphir, Labradorit, Cabochon.
Schutz- und Heilwirkung: In der Heilkunde der Edelsteine heißt es, türkisfarbene Steine sensibilisieren, machen intuitiv, wecken metaphysische Kraft. Dunkel grünblaue Steine sollen vor Infektionen schützen, antiseptisch und desinfizierend wirken und die Abwehrkraft stärken.

Farbe: Blau

Planet: Pluto
Metalle und Elemente des Pluto: Eisen, Kohlenstoffgruppe
Edelsteine: Blauer Saphir, blauer Opal, Lapislazuli, dunkelblauer Spinell, blauer Zirkon, Tansanit, blauer Apatit, Chalzedon.
Schutz- und Heilwirkung: Das kühle Blau steht in Verbindung mit Hygiene, Reinlichkeit und Abwehrkraft. Es nimmt auf, stärkt die Abwehrkraft und dämpft die Aggressivität des Roten.

Farbe: Violett

Planet: Neptun
Metalle und Elemente des Neptun: Mangan, seltene Erden
Edelsteine: Amethyst, Spinell, Pyrop, violetter Quarz, Rubellit.
Schutz- und Heilwirkung: Der violette Amethyst hat in der Steinheilkunde eine große Tradition. Man sprach ihm die Kraft zu, dem Menschen böse Mächte zu entziehen, Trunksucht, Melancholie und Hypochondrie, Halluzinationen, Hysterie und Wahnhaftigkeit an sich zu ziehen. So dienen die violetten Steine der geistigen Reinigung, der Mystik und der spirituellen Erneuerung.

Farbe: Weiß und Silberweiß

Planet: Mond
Metalle und Elemente des Mondes: Silber, Alkalimetalle
Edelsteine: Diamant, weißer Zirkon, Bergkristall, weißer Achat, Perlen, Chalzedon (Milchstein).
Schutz- und Heilwirkung: Weiß gehört zum Mond und symbolisiert das Gefühl, die Intuition. So werden die weißen Steine Menschen empfohlen, die verhärtet sind, ihre Gefühle nicht ausleben und psychisches Erwachen suchen.

Farbe: Schwarz

Planet: Saturn
Metalle und Elemente des Saturn: Quarz, Stickstoffgruppe
Edelsteine: Schwarzer Onyx, schwarzer Jett, schwarze Koralle, schwarze Perlen.
Schutz- und Heilwirkung: Während weiße Steine als Symbol des Geistigen gelten, zählt man die schwarzen Steine zum Symbol des Stofflichen. Schwarze Steine verstärken im Menschen das Disziplinierte, den Ernst, Widerstandskraft, Ausdauer und praktische Wirklichkeitsnähe.

Farben der Metalle und Steine und ihre Harmoniefarben nach den Jahreszeiten-Hautfarben

Winter	**Sommer**
Metalle: Silber, Platin, Zinn, Weißgold	**Metalle:** Silber, Platin, Zinn, Weißgold, rosiges Weißgold
Oberflächenstruktur: glänzend, hochglänzend. Matte, stumpfe Metalle wirken an *Winter* nichtssagend. Die Verarbeitung kann aufwendig, extravagant, großzügig sein. Filigrane, kleine Schmuckstücke kommen an *Winter* kaum zur Geltung.	*Oberflächenstruktur:* mattglänzend, stumpf, glatt, leicht strukturiert. Hochglänzende Metalle können an *Sommer* zu dominierend wirken. Am vorteilhaftesten sind feine bis mittelgroße Schmuckstücke.
Edelsteine, Halbedelsteine:	**Edelsteine, Halbedelsteine:**
–	Achat, graublau
Almandin, violettrot	–
Amazonit, bläulich-grün	Amazonit, bläulich-grün
Amethyst, dunkelviolett	Amethyst, hellviolett
Apatit, blau, violett	Apatit, rosa
Aquamarin, grünlichblau, tiefblau	Aquamarin, blaßblau
Bergkristall, farblos	–
Chalzedon, weißgrau	Chalzedon, bläulich, weißgrau
Diamant, weiß, bläulich	Diamant, weiß, bläulich
Edelopal, schwarz	–
Falkenauge, dunkles Blaugrau, blaugrün	Falkenauge, blaugrau, blaugrün
–	Granat, dunkelrot
Hämatit, schwarzgrau	–
–	Jade, flaschengrün
Koralle, schwarz	–
Lapislazuli, blau, violettblau	–
Labradorit, dunkelgrau, grauschwarz, bläulich	Labradorit, rauchgrau, bläulich
Malachit, dunkelgrün	Malachit, hellgrün
Mondstein, blau, farblos, seidenweiß	Mondstein, blau, gelb
Nephrit, grünlichgrau, weiß	Nephrit, lauchgrün, grünlichgrau
Onyx, schwarz	–
Opal, weiß, grau, schwarz, blau, grün, purpur, rot	Opal, grau, blau, grün, purpur
–	Peridot, flaschengrün
–	Rheinkiesel, bunt
Rhodonit, bläulichrot	Rhodonit, bläulichrot
–	Rosenquarz, rosa
Rubellit, violettrot	Rubellit, rot, rosa
Rubin, rot	Rubin, rot
Saphir, farblos, grün, blau, violettblau	Saphir, rosa, grün, blau
Smaragd, dunkelgrün, smaragdgrün	Smaragd, hellgrün, smaragdgrün
Spinell, rot, violett, blau, dunkelgrün, schwarz	Spinell, rosa, violett, blau
Tansanit, blau, blauviolett	Tansanit, blau
Topas, farblos, blau, grün	Topas, hellblau, blau, grün
Trappiche-Smaragd, dunkelgrün	Trappiche-Smaragd
Turmalin, farblos, grün, violett, rötlich, schwarz	Turmalin, rosa, grün, rötlich, violett
Zirkon, farblos, blau	Zirkon, blau
Perlen, weiß, grau, schwarz	Perlen, silber, rosa, grau

Farben der Metalle und Steine und ihre Harmoniefarben nach den Jahreszeiten-Hautfarben

Frühling	**Herbst**
Metalle: Gold (gelb), Messing	**Metalle:** Gold (gelb, rot), Messing, Kupfer, Bronze
Oberflächenstruktur: mattglänzend, leicht strukturiert. Matte, stumpfe, angelaufene Metalle sind zu leblos für *Frühling*. Hochglänzendes kann die zarten Eigenfarben der Haut übertönen. Eine feine bis mittelgroße Verarbeitung ist für *Frühling* am besten.	*Oberflächenstruktur:* matt, stumpf, strukturiert. Hochglänzende Metalle wirken an *Herbst* aufdringlich. Bei Verarbeitung mit Steinen sollte *Herbst* matten, leicht schimmernden Glanz bevorzugen. Mittelgroße bis großzügige Schmuckstücke wirken an *Herbst* sehr schön.
Edelsteine, Halbedelsteine:	**Edelsteine, Halbedelsteine:**
Achat, gelbbraun	Achat, rotbraun, gelbbraun
Amazonit, grün	–
Amethyst, hell, rotviolett	–
Apatit, grüngelb	Apatit, grüngelb
Aquamarin, blaßblau	–
Bernstein, hellgelb	Bernstein, gelb, braun, rötlich, grünlich
Beryll, goldgelb, gelbgrün	Beryll, goldgelb, gelbgrün
Chrysoberyll, hellgelb, goldgelb, gelbgrün	Chrysoberyll, goldgelb, gelbgrün, bräunlich, grünbraun
Chrysopras, weißgrün, apfelgrün	Chrysopras, apfelgrün
Citrin, zitronengelb, goldbraun	Citrin, goldbraun
Diamant, gelb	Diamant, gelb
–	Feueropal, feuerrot, orange, bernstein
–	Hämatit, braunrot
Jade, gelbgrün	Jade, gelbgrün
Jaspis, gelb, braun, rot, grün	Jaspis, gelb, braun, rot, grün
–	Katzenauge, goldgelb
Karneol, gelblich, rötlich	Karneol, braunrot, blutrot, orange
Koralle, rosa	Koralle, rot
Lapislazuli, blau, hellblau	–
Mondstein, bläulich, gelb	–
–	Moosachat, grünlich, rötlichbraun
Opal, gelb, rot	Opal, gelb, rot
Padparadscha, rötlichgelb	Padparadscha, orangegelb
Peridot, gelbgrün	Peridot, gelbgrün, moosgrün, braungrün
Rheinkiesel, bunt	–
Rosenquarz, blaßrosa	–
Saphir, gelb, kornblumenblau	Saphir, orange, gelb
Sarder, braunweiß	Sarder, rotbraun, braunweiß
Smaragd, gelbgrün, hellgrün	Smaragd, gelbgrün, dunkelgrün
–	Tigerauge, goldgelb, goldbraun
Topas, gelb, hellblau	Topas, gelb, rötlichbraun, braun
Trapiche-Smaragd, hellgrün, gelbgrün	Trapiche-Smaragd, gelbgrün, dunkelgrün
Türkis, himmelblau, türkisblau	Türkis, türkisblau
Turmalin, grünlich, gelb, rötlich	Turmalin, grünlich, gelb, bräunlich, tiefbraun
Zirkon, blaßnelkenbraun, gelb, rot	Zirkon, gelb, braun, braungrün, rotbraun
Perlen, creme, elfenbein, rosa	Perlen, champagner, goldfarbig

19. Kapitel

Maquillagen

Den Körper und das Gesicht mit Farben zu bemalen, gehört zu den ältesten Traditionen des Umgangs mit den Farben. Die Körperbemalung des Urmenschen diente einmal als Camouflage gegenüber dem Feind, den die dämonisch anmutende Farbigkeit erschrekken und zum Rückzug bewegen sollte. In europäischen, asiatischen oder indianischen Kulturen finden wir eine dem Farbcharakter ähnliche Farbsymbolik: Rot als Farbe der Kraft und des Mutes, Gelb für Gewitztheit und Schlauheit, Grün für ausgeglichene Ruhe, Blau als Farbe der Weisheit und das Weiß als Farbe der Unschuld der Gedanken. Mit der Farbbemalung des Körpers wurde nicht allein der Gegner abgeschreckt, die Farben sollten auch des Menschen eigene Kräfte aktivieren, ihm Mut, Schlauheit, Unschuld und Weisheit verleihen. Hier finden wir eine interessante Übereinstimmung mit den Theorien der Farbentherapie, wonach die Farbe von außen die Kräfte von innen stimuliert.

Aus den alten Traditionen der Körperbemalung erwuchs unter anderem die farbenfrohe Karnevalsbemalung, die ursprünglich in der Fastenzeit den bösen Geistern und Dämonen den Garaus machen sollte. Auch farbige Tätowierung ist ursprünglich als Zeichensetzung gegen böse Mächte und dämonische Kräfte zu verstehen.

Traditionelle Bezüge zwischen Körperbemalung und Farben der Kleidung bestehen auch zu den einzelnen Tagen der Woche, denen man seit Urzeiten bestimmte Farben zuordnete. Die Namen unserer Wochentage haben babylonische Ursprünge, die bei Juden, Griechen und Römern Eingang fanden. Die Wochentage in der Aufteilung von sieben Tagen waren nach den Göttern der sieben alten Planeten benannt, Sonne, Mond, Mars, Merkur, Jupiter, Venus, Saturn. Die Germanen lernten diese Namen im 4. Jahrhundert kennen und bildeten sie teilweise mit den Namen ihrer Götter um. Die Farben der Kleidung und die der Schminkfarben sollten in den Farben der jeweiligen Farbe des Tages gewählt werden, um das Wohlwollen der Götter an sich zu ziehen. Bis in die Literatur des 19. Jahrhunderts läßt sich allgemeine Volkskenntnis über die Farbigkeit der Tage zurückverfolgen.

In der Geschichte der Schminkkunst spielte früher die den Tagen zugeordnete Farbe insofern eine bedeutende Rolle, da man die Kleidungsfarben der jeweiligen Tage bevorzugt wählte und die Schminkfarben den Kleidungsfarben anpaßte. Mineralische und pflanzliche Naturfarben wurden seit Menschengedenken verwendet. Die Ägypterinnen legten großen Wert auf die ausdrucksstarke Betonung der Augen, sie umrahmten das Augenlid schwarz und legten grünen Malachit-Puder auf. Pulverisierter Malachit galt gleichzeitig als Heilmittel für die Augen. Die Griechinnen schätzten natürliches Aussehen, der Teint wurde mit Salben aus Kreide, Mehl oder Silberweiß aufgehellt. Die Römerin bevorzugte üppige Farbenpracht im Gesicht, Karminrot als Rouge, kräftiges Zinnoberrot für die Lippen und starke Augenumrandung mit dunklem Graphitpuder. Im Mittelalter wurden Haaransatz und Augenbrauen ausgedünnt, man betonte sogar die fein verlaufenden Stirnvenen, indem man sie bläulich nachzeichnete. Die Augen wurden mandelförmig betont. In der Renaissance, dem Zeitalter des Luxus und des pompösen Gepräges, wurde intensive Farbigkeit wieder Mode. Stark gefärbte Wangen und mit Zinnober gefärbte Lippen stellten kräftige Kontraste zu blütenweißer Haut her. Die Augenbrauen waren fein, die Augen stark betont und mit Antimon umrandet. Das 18. Jahrhundert brachte kunstvolle Perücken und luxuriöse Kleidung. Das Gesicht verschwand hinter einer deckenden Paste aus Bleiweiß oder zuckerhaltigem Alaun, man verwendete viel Wangenrouge und hochrote Farben für die Lippen. Unter Ludwig XV. hatten Schönheitspflästerchen große Bedeutung. Das „Leidenschaftliche" wurde am Augenwinkel angebracht, das „Galante" saß mitten auf der Wange, das „Kokette" gehörte an den Mundwinkel, das „Mörderische" schließlich trug man am Busen. Nach der Revolution war das alles verpönt. Die Bürgerin gab sich natürlich und volkstümlich, das Haar wurde nicht mehr gepudert, es wurden keine Perücken mehr getragen. Bescheidene Farbtüpfelchen im Gesicht unterstrichen die neue Natürlichkeit. Im Empire war Natürlichkeit schon wieder langweilig. Die Frauen wurden bürgerlicher, fülliger und würdevoller. Man benutzte diskrete Maquillage, wusch das Gesicht mit Milch und Honig und trug wieder etwas Rouge. Bei festlichen Gelegenheiten legte man Lippenrot auf, das sehr dezent gehalten wurde. Leicht und zart sollte der Mund an eine Rose erinnern.

Die Haut, so weiß wie Milch und Honig, bleibt durch die gesamte Geschichte der Schminkkunst erstrebenswertes Schönheitsideal. Um natürlich sonnengebräunte Gesichter und Körper zu sehen, müssen wir bis etwa 1930 warten. Bis dahin wagten sich nur gesellschaftliche Außenseiterinnen an die Sonne. In der französischen Modezeitschrift „Chiffons" wurde noch 1912 von einigen Exzentrikerinnen berichtet, die während der

Sonntag	**GOLD:** Aus dem Lateinischen *dies solis,* der Sonne geweiht. Die Alten rechneten die Sonne zu den Planeten.
Montag	**BLAU:** Aus dem Lateinischen *dies lunae,* dem Mond (Montag) geweiht. Der blaue Montag ist nach der an diesem Tag symbolischen Farbe benannt.
Dienstag	**ROT:** Ursprünglich der Tag des Ares, griechisch für Mars. Der Name Dienstag stammt aus der germanischen Version des Gottes Mars, dem Gott Thingsus, den „Thingbeschützer".
Mittwoch	**GELB:** Dem Merkur zugeordnet. (Französisch: mercredi.) Ursprünglich Tag des Handels, der Geschäfte, Mitte-Woche.
Donnerstag	**GRÜN:** Ursprünglich Tag des Jupiter. Wurde von den Germanen dem Donnergott Donar gewidmet, der Jupiter gleichzusetzen ist. (Liturgisch: Gründonnerstag.)
Freitag	**BLAUGRÜN:** Gebildet aus dem Namen der Göttin Frija, der Gemahlin Wodans. Frija, „die Geliebte", setzten die Germanen der römischen Göttin Venus gleich.
Samstag	**SCHWARZ/VIOLETTBLAU:** Der Tag des Saturn. (Englisch: Saturday.) Ging als Sonnabend, als Abend vor dem Sonntag, in den deutschen Sprachgebrauch ein.

Ferien mit gebräuntem, kupferfarbenem Teint umherliefen und damit den Feldarbeiterinnen glichen. Die blasse Hautfarbe zeugte von gehobenem Stand, man setzte sich damit von der gebräunten Haut der Masse ab. Ganz im Gegensatz zu heute, wo die intensiv gebräunte Haut vor allem von jenen Menschen als erstrebenswert angesehen wird, die berufsbedingt wenig an Luft und Sonne kommen, aber gerne so aussehen möchten, als befänden sie sich häufig in Urlaub. Allerorten entstehen Sonnenstudios und Solarbänke, wo man sich diese „Sozialbräune“ zulegen kann, und obgleich die gesundheitsschädigenden Wirkungen der manipulierten Strahlen allgemein bekannt sind, schreckt der gesellschaftliche Ehrgeiz auch davor nicht zurück.

Das Gesicht schön und kunstvoll zu schminken bedeutet, die Individualität zu unterstreichen, weder die Hautfarbe noch typische Eigenheiten des Gesichts dem jeweiligen Mo-

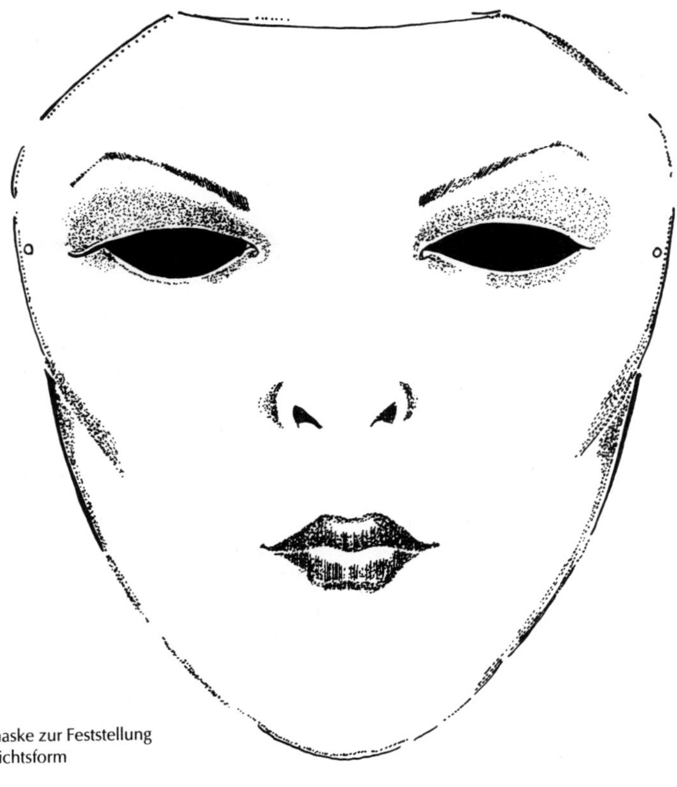

Papiermaske zur Feststellung der Gesichtsform

detrend zu opfern. Mit Farben läßt sich Vorteilhaftes hervorheben, Nachteiliges tritt zurück. Der individuelle Ausdruck des Gesichts wird vor allem durch die Gesichtsform bestimmt. Die Erfahrung lehrt, daß es für viele Menschen gar nicht so einfach ist, die eigene Gesichtsform klar zu erkennen. Hier raten die Visagisten zu einem sehr brauchbaren Trick: Stellen Sie eine Papiermaske Ihrer Gesichtsform her. Diese Papiermaske betrachtet man objektiver als das eigene Gesicht, da die Konturen klar hervortreten. Das geht ganz einfach: Treten Sie nahe vor den Spiegel, binden Sie das Haar aus dem Gesicht, damit die Form gut zu sehen ist. Nun zeichnen Sie mit einem Filzschreiber oder Augenbrauenstift Ihre Gesichtsform am Spiegel genau nach. Anschließend legen Sie ein transparentes Papier auf die Spiegelzeichnung und zeichnen die Form nach. Nun kann man die Form auf kräftiges Papier übertragen und einige Exemplare davon herstellen. An der Papiermaske lassen sich jetzt ganz einfach die verschiedensten Schminkexperimente studieren. Dabei werden Sie sehen, wie die Gesichtsform durch Farbe veränderbar ist.

Gesichtsformen und Farben

Das viereckige Gesicht

Frisur: Volumen am Hinterkopf ist günstig. Locken, Strähnen oder Flechten, welche die Unterkiefer bedecken, stehen einer solchen Gesichtsform sehr gut, da das Gesicht dadurch optisch dreieckig erscheint.
Maquillage: Man schminkt diese Gesichtsform mit ansteigenden Linien und versucht, die obere Gesichtshälfte stärker zu betonen, um die untere Breite zu verringern.
Augenbrauen: Zu den Schläfen hin möglichst lang ausziehen.
Augen: Die Lidschatten hoch bis unter die Augenbrauen ziehen, interessante Farben zur Betonung der Augen und damit der oberen Gesichtshälfte wählen.
Rouge: Das Rouge gehört in die Vertiefung unterhalb der Wangenknochen, es läßt so die ausgeprägten Kieferformen zurücktreten. Dunkles Rouge ist günstig.
Lippen: Die Oberlippe sollte ausgeprägt geschminkt werden.

Das längliche Gesicht

Frisur: Beide Seiten des Gesichts werden durch Haarvolumen optisch verbreitert. Das Haar sollte nicht zu lang und gerade herunterhängend getragen werden, das verlängert die Gesichtsform und wirkt trist.
Maquillage: Schminken Sie das Gesicht in verbreiternden, horizontalen Linien.
Augenbrauen: Verlängernd, ziemlich gerade verlaufend, möglichst wenig Abwinkelungen.
Augen: Horizontal, verbreiternd oder leicht ansteigend.
Rouge: Helles Rouge läßt hervortreten. Das Rouge zur Seite hin ausstreichen.
Lippen: Verbreiternd, horizontal betonen, den Mund nicht zu dunkel schminken.

Das runde Gesicht

Frisur: Die Frisur sollte das Fröhliche, Jugendliche dieser Gesichtsform unterstreichen. Hübsch sind Locken und Kurzhaarfrisuren. Der Oberkopf sollte betont werden, damit man eine optische Verlängerung herstellt.
Maquillage: Hier wird das Gesicht durch Farben optisch verlängert.
Augenbrauen: In ansteigender Linienführung nachzeichnen.
Augen: Lidschatten und Lidumrandung werden ansteigend geführt. Helle Farben lassen hervortreten.

Rouge: Das Rouge wird in Form eines Dreiecks auf den Wangen plaziert und unterhalb der Wangenknochen vertikal verteilt.
Lippen: Die Lippenfarbe und die Konturen vertikal verteilen, die Mundform klar auszeichnen.

Das dreieckige Gesicht

Frisur: Klare, einfache Linien. Schwingende, volumengebende Gesichtsumrahmung.
Maquillage: Hier folgt man der Gesichtsform. Korrekturen stören die natürliche Harmonie des Dreiecks.
Augenbrauen: Sanfte Schwingungen und Linienführung. Sanfte Farbigkeit.
Augen: Weiche, sanfte Betonung der natürlichen Form. Keine harten, dunklen Farben. Klarheit.

Grundregeln der Farbharmonie bei Maquillagen

Teintgrundierung

Die Farbe der Teintgrundierung sollte dem Hautton entsprechen oder allenfalls eine halbe Nuance dunkler oder heller sein. Zu dunkle Grundierung wirkt hart und unnatürlich.
Tragen Sie ein wenig Grundierung an der Innenseite des Unterarms auf und prüfen Sie, ob sich der Ton der Hautfarbe anpaßt. Mischen Sie Farbgrundierungen, wenn Sie nicht die geeignete Farbe für sich finden. Vor allem im Sommer, wenn die Haut bräunt, bietet sich an, die übliche, helle Grundierung mit einer dunkleren abzutönen und dem Bräunungsgrad der Haut anzupassen. Vorsicht bei stark deckenden Grundierungen und Puder. Sie lassen Fältchen stärker hervortreten, und mehr noch als bei transparenten Grundierungen fallen farbliche Disharmonien zur Hautfarbe auf.

Dekorative Maquillagen

Die Farben der dekorativen Maquillage sollen mit Ihren Eigenfarben harmonieren. So sieht zum Beispiel ein goldgrundiges Rouge an einer blaugrundigen Haut disharmonisch und unnatürlich aus. Auffällige und falsche Lidschattenfarben verschönern nicht. Weniger ist mehr! Insbesondere bei Glanzeffekten ist Vorsicht geboten, sie sind nicht für jede Hautfarbe in gleicher Weise dekorativ und schön. Silbrig oder golden schimmernder Lidschatten oder Perlmutterlack paßt sich dem Hautton vor allem am Abend bei weicher, warmer Beleuchtung harmonisch an.

Der Gesamteindruck

Die harmonische Abstimmung von Maquillage, Lidschatten, Lippenstift und Nagellack ist Grundvoraussetzung für eine gepflegte Erscheinung. Die Farben sollten die charakteristischen Merkmale der Eigenfarben betonen und ergänzen. Falsche Farben und modische Verfremdungen wirken ungekonnt und unnatürlich.

Die Farben der Haut und Harmoniefarben der Maquillagen

Winter:
Die Haut mit deutlich blaugründigem, kühlem Unterton

Teintgrundierung

Helles Porzellan, kühles Sandbeige, Rosébeige, Olivbeige.
Mit der intensiv getönten oder gebräunten Haut harmonieren am besten olivfarbene Teintgrundierungen, die nicht wesentlich dunkler als die Hautfarbe sein sollten.
Vorsicht bei rosigen Teintgrundierungen. Sie wirken insbesondere an der olivfarbenen Haut gekünstelt.

Keine gelb-goldgrundigen oder rotbraunen Töne verwenden, denn sie stehen in einem disharmonischen Gegensatz zum Hautton.

Dekorative Maquillagen

Rouge:
Winter mit seinen intensiven Eigenfarben kann kräftige Rougetöne verwenden. Sparsam aufgetragen, gehen sie mit dieser Haut eine schöne Verbindung ein.

Beispiele:
Hochrot, Pink, Fuchsia, Rubinrot, Blaurosé, alle Blaurot- und Blaurosétöne, keine Rotbraun- oder gelb-goldgrundigen Töne.

Lidfarben:

Blau	–	Königsblau
		Marineblau
		Rauchblau
Grün	–	Tannengrün
		Mintgrün
		Smaragdgrün
Grau	–	von Silbergrau
		bis Anthrazit
Weiß	–	Schneeweiß
		Blauweiß
Violett	–	Lila
		Blauviolett
		Lavendel
Rosé	–	alle klaren, eisigen Rosétöne
Braun	–	Schwarzbraun
		Graubraun
Gelb	–	Eisgelb

Winter kann gut silbrig schimmernde Lidfarben tragen. Sie wirken an dieser Haut selbst bei Tageslicht nicht aufdringlich.

Wimperntusche:
Schwarz, Anthrazit, Königsblau, Dunkelblau, Smaragdgrün, Blauviolett.

Lippenstift und Nagellack:
Alle intensiven Rot-, Blaurot und Blaurosétöne sind schön für *Winter.*

Beispiele:
Hochrot, Karminrot, Phlox, Pink, Eisrosé, Pfirsichblütrosé, Silbergloss, Perlmuttnagellack.

Khol Stifte:
Schwarz, Anthrazit, alle dunklen und intensiven Blautöne, Weiß (für den unteren Augenrand), alle dunklen und intensiven Blaugrüntöne, Blauviolett.

Die Farben der Haut und Harmoniefarben der Maquillagen

Sommer:
Die Haut mit zartbläulichem, kühlem Unterton

Teintgrundierung

Helles Porzellan, Sandbeige, Rosenholzbeige, Rosébeige, helles Olivbeige.
An der hellen, rosigen Haut wirken zarte, kühlgrundige Teintgrundierungen schön. Bei rosigen Teintgrundierungen sollten Sie allerdings vorsichtig sein, diese können das Gesicht insgesamt zu rosig und unnatürlich wirken lassen. An der intensiver getönten oder gebräunten Haut wirken Grundierungen mit einem Olivunterton am besten.
Keine gelb-goldgrundigen oder rotbraunen Töne verwenden. Mit Glanzeffekten sollte *Sommer* sparsam umgehen. Schimmernder Puder, Perlmuttnagellack, Glanzlidschatten können zu dominierend wirken und sollten dem Abend vorbehalten bleiben.

Dekorative Maquillagen

Rouge:
Sommer mit seinen zarten Eigenfarben kann alle kühlgrundigen, matten Rosé- und Braunrosétöne tragen.

Beispiele:
Altrosé, Braunrosé, zartes Pink, Fuchsia, Aubergine, Weinrot, Himbeerrosé, keine gelb-goldgrundigen oder rotbraunen Töne.

Lidfarben:

Blau	–	Stahlblau Rauchblau Himmelblau Grünblau
Grün	–	Flaschengrün Smaragdgrün Mintgrün Türkisgrün
Braun	–	alle stumpfen Graubrauntöne Milchkaffeebraun Schokoladenbraun Graubraun
Violett	–	alle zarten, matten Violettöne Lavendel Flieder Mauve
Rosé	–	Altrosa Cremerosé Perlrosé
Grau	–	Silbergrau Beigegrau Blaugrau Schiefergrau

Wimperntusche:
Braun, Dunkelblau, Grau, Aubergine, Blaugrün.

Lippenstift und Nagellack:
alle blaugrundigen Rot- und Rosétöne, keine zu frostigen oder grellen Farben.

Beispiele:
Himbeerrot, Weinrot, Kirschrot, Altrosa, zartes Pink, Braunrosé, Silbergloss, Perlmuttnagellack für den Abend.

Khol Stifte:
alle kühlen Brauntöne, Blau und Grünblau, alle kühlen Grüntöne, Grau.

Die Farben der Haut und Harmoniefarben der Maquillagen

Frühling:
Die Haut mit gelblich warmem Unterton

Teintgrundierung

Elfenbein, Goldbeige, Braunbeige.
Alle deutlich gold- und gelbgrundigen Teintgrundierungen sind schön für *Frühling*.
Keine rotbraunen oder kühlgrundigen Töne verwenden. Mit der intensiver getönten oder gebräunten Haut gehen dunkle Goldbrauntöne eine natürliche Verbindung ein. Die weichen, zarten Eigenfarben von *Frühling* verlangen eine feinfühlige Abstimmung. Glanzeffekte bei Puder, Lidfarben, Perlmuttnagellack, dunkle oder leuchtende Farben können aufgesetzt und verfremdend wirken. Sie sollten nur am Abend verwendet werden.

Dekorative Maquillagen

Rouge:
Alle gelb-goldgrundigen Rot- und Brauntöne, keine intensiven Farben.

Beispiele:
Apricot, Pfirsich, Lachsrosé, zartes Goldbraun, zartes Orangebraun, helles Korallenrot.
Rostbraun und kühle Blaurottöne wirken hart und unnatürlich an dieser Haut.

Lidfarben:

Blau – Aquamarin
Wedgewoodblau
Kornblumenblau
Türkisblau
Enzianblau
zartes Himmelblau

Grün – Maigrün
Moosgrün
Laubgrün

Grau – Silbergrau

Violett – Amethyst
Veilchen
Flieder

Beige – Elfenbein
Lachs
Apricot
Sandelholz

Braun – Goldbraun
Gelbbraun
Zimtbraun
Nußbraun

Wimperntusche:
Braun, Violett, Königsblau, Grau, Moosgrün.

Lippenstift und Nagellack:
alle Goldbraun-, Gelbrot- und Gelbrosétöne

Beispiele:
Korallenrot, Lachsrot, Flamingorosé, Erdbeerrot, gelbliches Kupferbraun, Pfirsichrosé, Hellrotorange, Goldgloss, Perlmutt- oder goldglänzender Nagellack nur für den Abend.

Khol Stifte:
Goldbraun, dunkles Amethystviolett, Blau, Türkisblau, Moosgrün.

Die Farben der Haut und Harmoniefarben der Maquillagen

Herbst:
Die Haut mit rötlich warmem Unterton

Teintgrundierung

helles Goldbeige, Braunbeige, Gold- bis rötliches Dunkelbeige.
Der hellen, klaren Haut paßt sich ein zarter, leicht gelblicher Elfenbeinton sehr schön an. Zu der intensiv getönten oder sommersprossigen Haut sieht eine rötlich braune Teintgrundierung, die den Eigencharakter der Haut durchscheinen läßt, gut aus.
Herbst sollte keine blaugrundigen oder kühlen Teintgrundierungen wählen. *Vorsicht* bei Glanzeffekten. Schimmernder Puder, Lidfarben oder Perlmuttnagellack können an *Herbst* bei Tageslicht aufdringlich wirken.

Dekorative Maquillagen

Rouge:
alle Goldbraun-, Kupfer- und Rotbrauntöne gehen mit den Eigenfarben von *Herbst* eine natürliche Verbindung ein.

Beispiele:
Rostbraun, Braunrot, Orangerot, Apricotrosé, Pfirsichrosé, keine blauroten oder bläulich roséfarbenen Töne.

Lidfarben:

Blau – Pflaumenblau
Rittersporn
Petrol
Taubenblau
Violettblau

Grün – alle Olivtöne
Stachelbeere
Moosgrün
Tannengrün
Laubgrün

Braun – alle rotgrundigen Brauntöne
Rostbraun
Zimtbraun
Kaffeebraun
Muskat

Beige – alle Gold- und Rotgelbtöne
Elfenbein
Kamelhaar
Apricot
Ocker

Wimperntusche:
Braun, Petrol, Dunkelblau, Dunkelgrün.

Lippenstift und Nagellack:
alle Goldbraun-, Kupfer-, Rost- und Orangerottöne

Beispiele:
Orangerot, Lachsrosé, Apricotrosé, Kupferrot, Ziegelrot, Mohnrot, Goldgloss, Perlmutt- oder Goldglanznagellack nur für den Abend.

Khol Stifte:
Braun, Oliv, Dunkelgrün, Blauviolett, Cognac, Bronze.

20. Kapitel

Mit Farben korrigieren

Die optische Wirkung der Farben können wir geschickt einsetzen, um verschiedene Mängel auszugleichen. Es ist viel wert, wenn Sie die Farben kennen, die ungünstig für Ihr Aussehen sind, und solche Farben meiden, die weniger schöne Formen des Gesichts noch mehr unterstreichen, statt sie zu mildern.
Falsche Farben lassen offensichtlich Mängel noch deutlicher hervortreten und stören die Harmonie des Gesichtsausdrucks. „Besser ungeschminkt, als falsch geschminkt", ist insofern eine zutreffende Binsenweisheit, da die natürlichen Farben der Haut und des Haars ganz bestimmt einfallsreicher sind als falsch gewählte Farbigkeit aus dem Schminktopf.
Auch sollte die Korrektur mit Farben bei der Maquillage nicht dazu dienen, Charakteristisches, Eigenwilliges eines Gesichts wegzuschminken, um damit das Einheitsaussehen nach dem Geschmack der Masse zu kreieren. Etwa nach der Vorstellung mancher deutscher Frauenzeitschriften, in denen Schminkkurse das „Vorher" und das „Nachher" präsentieren, und häufig auffällt, daß der Mensch „vorher" einem Individuum glich und beim „Nachher" alles weggeschminkt wurde, was die Individualität ausmachte. Die Angleichung an das Aussehen der Masse oder der jeweiligen Mode ist hier das Ziel, weniger das Unterstreichen individueller Merkmale, die das Gesicht erfreulich vom gängigen Schönheitsbegriff abheben würden.

Wenn wir mit Farbe korrigieren, geht es um das Kaschieren störender Unregelmäßigkeiten wie etwa eine zu breite Nase, zu eng beieinanderstehende Augen oder eine unschöne Mundform. Es geht vor allem aber auch darum, diese Unregelmäßigkeiten nicht mit falschen Farben hervorzuheben oder durch eine farblich ungünstige Brille noch mehr zu betonen. Um von weniger günstigen Formen den Blick abzulenken, sollten wir die günstigen Formen und die attraktiven Punkte betonen und hervortreten lassen. Dadurch treten die ungünstigen Aspekte zurück und werden optisch in den Hintergrund geschoben. Ein einfaches Beispiel: Sie haben schöne Augen und hübsche Augenbrauen, die Form der Lippen aber entspricht nicht Ihrer Idealvorstellungen. Nun werden Sie der Augen-Maquillage viel Aufmerksamkeit schenken und auch durch die Frisur die obere Gesichtshälfte betonen. Die Lippen werden Sie zurückhaltend schminken oder nur mit einem leichten Gloss bedecken. So lenken Sie den Blick auf die obere Gesichtshälfte.

Einige Grundregeln

○ Stellen Sie Ihre „Schokoladenseite" fest! Ist die Gesichtsform ausgewogen? Der Haaransatz attraktiv? Die Stirn wohlgeformt? Haben Sie schöne Wangen, hübsche Augen? Sind die Kinnpartie und der Mund betonenswert? Haben Sie schöne Ohren? Einen hübschen Hals?

○ Widmen Sie den attraktiven Formen Aufmerksamkeit beim Schminken! Helle Farben lassen hervortreten, dunkle Farben nehmen zurück. Verwenden Sie die helleren Farben für die betonenswerten Punkte, die dunkleren für die zurücktretenden.
○ Weniger ist mehr! Diese gute Regel der Schminkkunst sollte man immer befolgen. Viel Farbe, dick aufgetragene Teintgrundierung, Puder oder Lidschatten wirken unschön, hart und auch dilettantisch. Tragen Sie die Farben immer hauchfein auf, und schaffen Sie weiche Übergänge zur Haut.
○ Überprüfen Sie die Schminkfarben bei unterschiedlichen Lichtverhältnissen. Was bei Kerzenlicht am Abend bezaubernd wirkt, wird bei strahlendem Sonnenschein unbarmherzig ausgeleuchtet. Je heller das Licht, desto feiner müssen die Farben aufgetragen werden.
○ Der Frau ab vierzig rät der italienische Visagist Pablo Manzoni: „Mein wichtigster Rat für das Schminken ab vierzig heißt: Sehen Sie niemals *lächerlich* aus. Das bedeutet, schminken Sie sich nicht jünger als Sie sind, sondern schminken Sie sich raffinierter als die Jugend."
○ Für Frisur und Schminkkunst gilt es, die gesamte Körperproportion zu beachten. Jede Frau sollte sich angewöhnen, ihr Spiegelbild aus drei verschiedenen Blickwinkeln zu betrachten. Zuerst den Blick aus der Entfernung auf die gesamte Erscheinung, um die Gesamtproportionen einzuschätzen. Dann von der Taille aufwärts, um die Relation zwischen Oberkörper, Schultern und Haarvolumen zu sehen. Erst der dritte Blick gilt dem Gesicht.
○ Die Regeln des Goldenen Schnitts gelten auch für Gesicht und Hals: der kleine Teil soll im gleichen Verhältnis zum großen Teil stehen wie der große zum Ganzen. Betrachten Sie die Stirn als den kleineren Teil, die wohlproportioniert zu Gesicht und Hals sein sollte. Vermeiden Sie Frisuren oder Ponyfransen, die das Gesicht optisch falsch proportionieren.

Mit Farbe korrigieren

Die Augenbrauen

Welche Länge sollten harmonisch geformte Brauen haben?
Der innere Ansatz der Brauen ist hier durch eine vertikale Ideallinie angezeigt. Wir sehen, daß die Breite der Nase maßgebend für die Harmonie der Linie ist: Eine breite Nase erfordert weitstehende Augenbrauen, eine sehr feine Nase enger zusammenstehende Brauen.

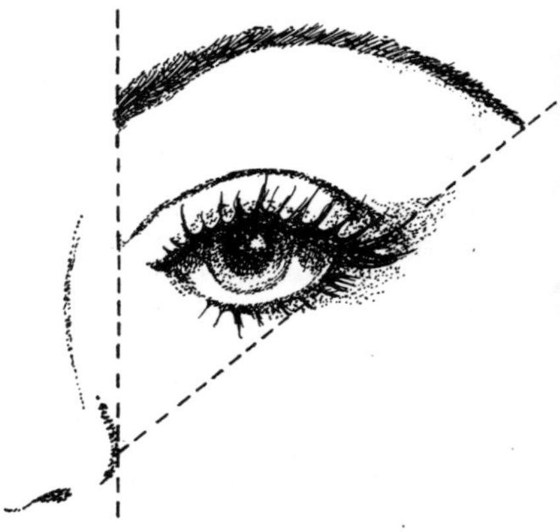

Was das äußere Ende der Brauen betrifft, richten wir uns nach einer Ideallinie, die an der breitesten Stelle der Nase beginnt und am äußeren Augenwinkel entlangführt.

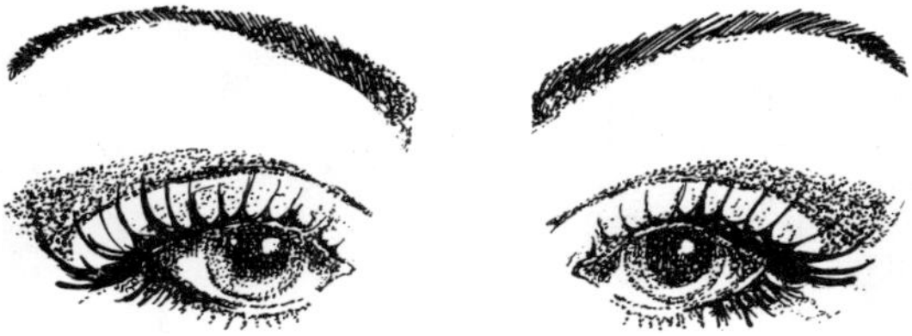

Eng zusammenstehende Augen Eine helle Grundierung zwischen den Augen, über den Nasenbogen hinweg, verbreitert optisch den Abstand zwischen den Augen. Dunklere Lidschatten am äußeren Augenwinkel setzen optisch Schwerpunkte nach außen.

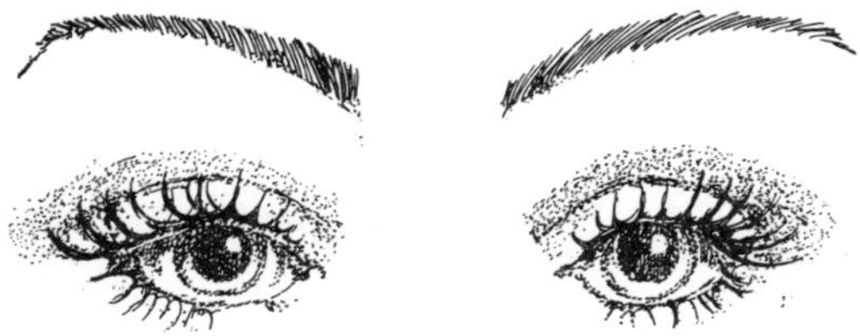

Kleine Augen Helle, subtile Töne sollten die Augen umrahmen, um sie optisch hervortreten zu lassen. Unter den Augenbrauen tragen Sie etwas hellere Farben (highlighter) auf. Das öffnet optisch den Blick und läßt die Augen größer erscheinen.

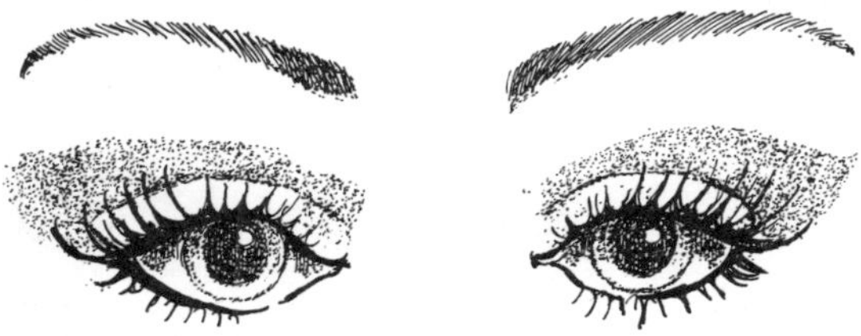

Hervortretende Augen Auf das Oberlid setzen Sie einen feinen Strich, der zur Nase hin leicht abfallend verlängert wird. Die Linie in Richtung Schläfen ausziehen. Verwenden Sie dunkle Töne als Lidschatten, sie lassen das Auge optisch zurücktreten.

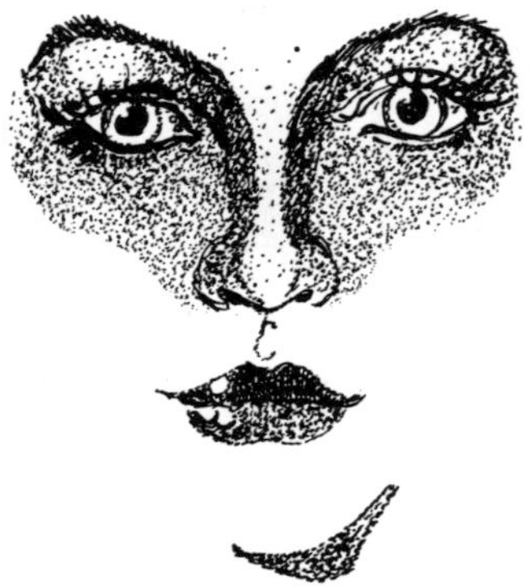

Die Nase ist zu breit Man kann der Nase ein feiner gegliedertes Aussehen verleihen, indem man die Nasenflügel mit dunklerer Teintgrundierung schminkt. Die dunklen Seiten wirken zurücktretend, der hellere Mittelteil wirkt hervortretend.

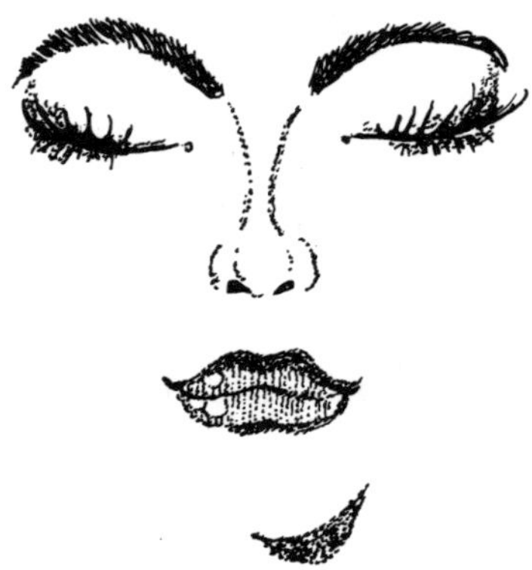

Die Nase ist zu klein Die kleine Nase wirkt größer, wenn man die Augenbrauen gut betont und an die äußeren Augenwinkel dunklere Schatten setzt. Auch durch die optische Vergrößerung der Oberlippe wirkt die kleine Nase größer.

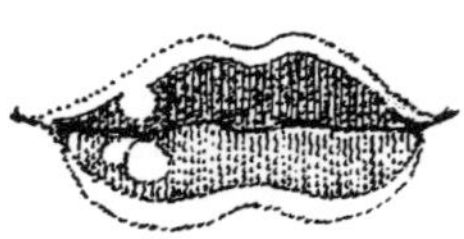

Die Lippen sind zu voll Bedecken Sie die Lippen vor dem Schminken mit gut deckendem Fond de Teint. Mit dem Konturenstift zeichnen Sie im Inneren des Lippenbogens sehr fein eine schmälere Form als die natürliche nach. Verwenden Sie zurücktretende, dunkle Farbtöne.

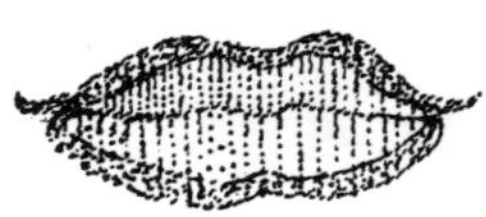

Die Lippen sind zu schmal Zu schmale Lippen vergrößert man optisch, indem man mit dem Konturenstift den äußeren Rand gut ausmalt. Verwenden Sie hervortretende, helle Farben, die nicht „knallig" sein dürfen; sie würden einen zu schmalen Mund hart erscheinen lassen.

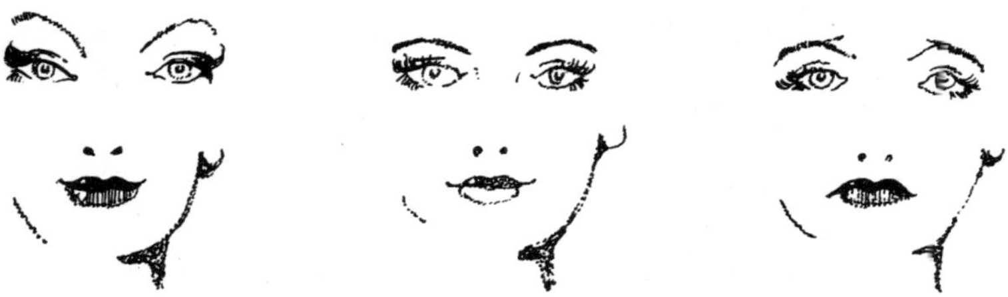

Linienführung und Farbe Teintgrundierung, Rouge, Lidschatten und Augen-Make-up sollte von unten nach oben aufgetragen werden. Die aufsteigende Linie wirkt natürlich, die absteigende unharmonisch. Horizontale Linien wirken stabil, fallende Linien passiv, trist.

Farbe und Form der Brille Helle Fassungen machen das Gesicht weicher, dunkle verleihen ein ernstes, bei breiten Fassungen düsteres Aussehen.

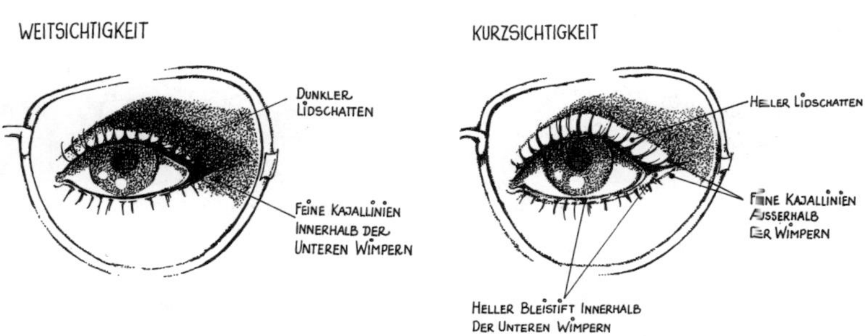

Bei Weitsichtigkeit: Die Augen erscheinen optisch runder und größer. Schaffen Sie Akzente durch dunkle Töne; helle metallisierende Lidschatten meiden.

Bei Kurzsichtigkeit: Die Gläser verkleinern optisch die Augen. Hier kann man durch Maquillage ausgleichen.

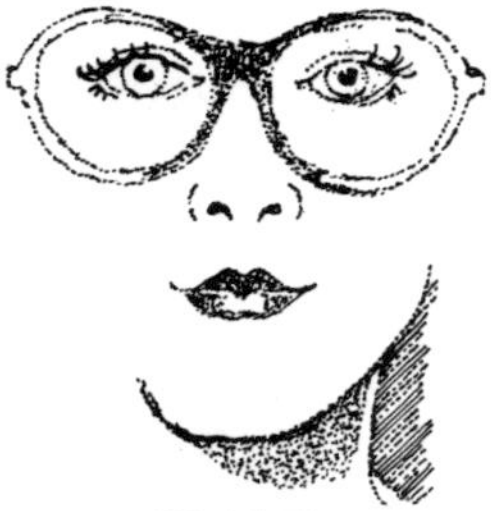

FALSCH

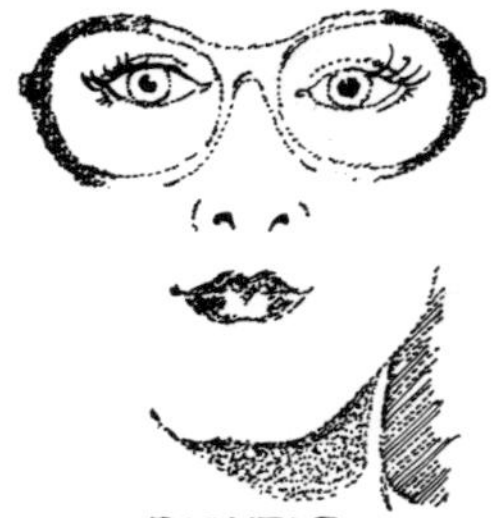

RICHTIG

Eng zusammenstehende Augen: Bei eng zusammenstehenden Augen sollte der innere Teil des Brillengestells hell sein und die Akzentfarbe am Äußeren des Rahmens liegen.

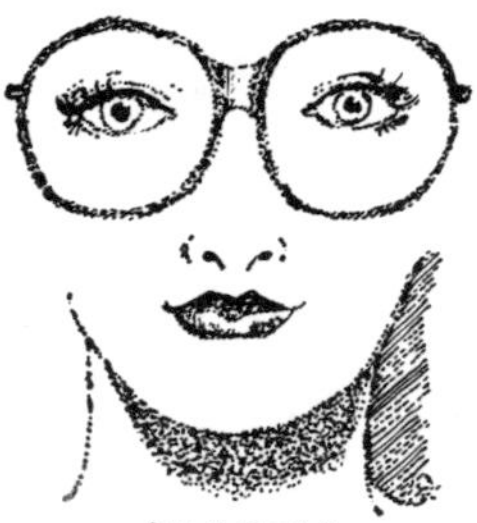

FALSCH

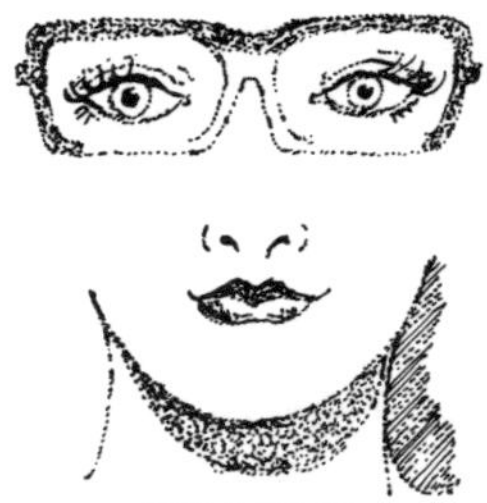

RICHTIG

Das runde Gesicht: Das runde Gesicht sollte nicht durch runde Brillenformen unterstrichen werden. Wählen Sie horizontale Linien; günstig sind Farbakzente im oberen, äußeren Rahmen.

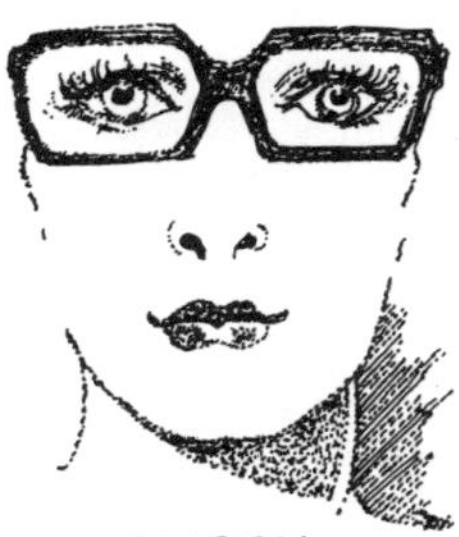

FALSCH

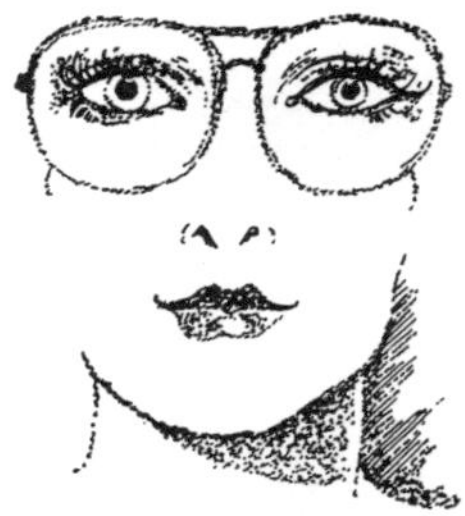

RICHTIG

Das eckige Gesicht: Kantige, harte, eckige Strukturen verlangen Ausgleich. Wählen Sie sanfte Farben und abgerundete Formen, mit denen harte Konturen optisch ausgeglichen werden.

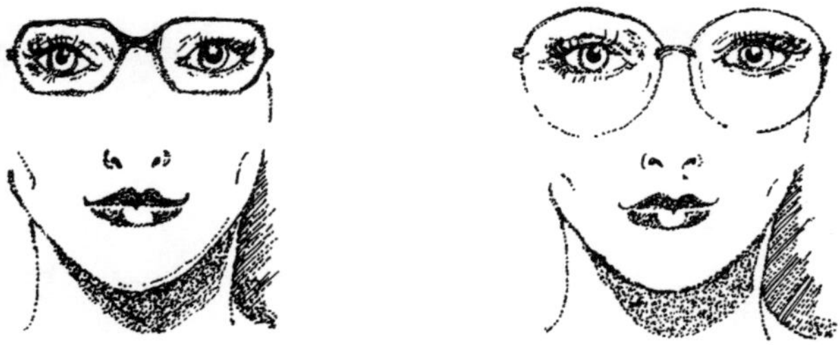

FALSCH RICHTIG

Das herzförmige Gesicht: Kleine, schmale Gestelle sind ungünstig. Verbreitern Sie optisch das Gesicht durch großzügige Form. Sehr weiche Pastellfarben für Brillengestelle sind vorteilhaft oder auch rahmenlose Brillen.

21. Kapitel

Pflanzliche Haarfarben

Die sanften Pflanzenfarben gehören zu den vollkommenen Schönheitsmitteln der Natur; sie passen sich ganz der individuellen Haarfarbe an, und man erreicht mit ihnen harmonische Farbgebungen. Mit Pflanzenfarben getöntes Haar sieht niemals nach „gefärbtem Kopf" aus. Die Farben tönen und färben das Haar und wirken gleichzeitig pflegend auf den Haarkörper ein. Die pflegende Wirkung verdanken die Naturfarben der Tatsache, daß sie sich außen am einzelnen Haarschaft sammeln und nicht in das Innere des Haars eindringen. Im Gegensatz dazu stehen die aggressiven Oxydationsfarben, mit denen man zwar eine große Skala von Farbnuancen erreichen kann, als Preis dafür aber nicht nur den Haarkörper, sondern auch die Gesundheit schädigt. Der amerikanische Kosmetikchemiker Peter Morell, Experte für Chemiegifte in Kosmetika, schreibt in seinem Buch „Gift, Arznei und Profit": „Chemische Haarfärbemittel führen wahrscheinlich die Liste der gefährlichsten aller gebräuchlichen Kosmetika an. Anilinfarben können sehr schädlich sein für Menschen, die empfindlich darauf reagieren, und der gesundheitliche Schaden kann von so komplizierter Art sein, daß man später kaum noch auf die Haarfarbe als Ursache einer Krankheit kommt."

Die in den folgenden Rezepten verwendeten Pflanzenfarben können intensiv tönen oder färben. Wie die richtige Farbmischung und Einwirkungsdauer für Ihr Haar zu bemessen ist, hängt von der natürlichen Haarfarbe und der Haarstruktur ab. Auch wird dauergewelltes und mit chemischen Farben behandeltes Haar anders reagieren als naturbelassenes Haar. Es ist ratsam, den ersten Versuch mit Pflanzenfarben an einer einzelnen Haarsträhne zu machen. Schneiden Sie aus dem Deckhaar eine kleine Strähne aus und binden Sie sie zusammen. Waschen Sie die Strähne, tragen Sie die Farbmischung auf und achten Sie auf die Einwirkungszeit. Die Strähne muß nach dem Abwaschen völlig trocken sein, erst dann sehen Sie das Ergebnis.

Für die Farbharmonie in der Gesamterscheinung spielt die Haarfarbe eine große Rolle. Wenn Sie das Haar tönen oder färben, bleiben Sie Ihrer Individualität treu, und entfernen Sie sich nicht aus der Farbskala Ihrer natürlichen Haarfarbe. Die Pigmente der Haut und des Haars sind einander ähnlich und schaffen natürliche, ausgewogene Farbharmonien. Diese sollten wir unterstreichen, aber keinesfalls grundlegend verändern.

Rhabarber-Blondtönung

Zutaten: 3 Handvoll Rhabarberwurzel
Saft von 1 Zitrone
1 Spritzer Pflanzenöl

Zubereitung: Die Rhabarberwurzel ist eine Heilpflanze, die man in Apotheken oder Kräuterhandlungen erhält, entweder in kleinen Stückchen oder auch pulverisiert. Falls Sie nur Wurzelteilchen bekommen, mahlen

Sie die Teilchen in der elektrischen Kaffeemühle staubfein. Zitronensaft und ein wenig Pflanzenöl dazugeben. Umrühren, bis ein zäher Brei entsteht. Nun fügen Sie langsam etwas heißes Wasser hinzu und rühren immer weiter, bis Sie einen gut streichfähigen Brei haben. Ziehen lassen und erneut mit etwas heißem Wasser streichfähig machen.

Anwendung und Wirkung: Nach der ersten Haarwäsche den Brei mit einem breiten Backpinsel gleichmäßig auf das Haar verteilen. Wenn Sie Strähnchen einfärben wollen, unterlegen Sie jedem Strähnchen einen schmalen Streifen Alufolie, und tragen Sie die Farbe mit dem Pinsel auf. Dann rollen Sie die Folie auf und drücken sie fest.
Halten Sie die Farbpackung warm. Setzen Sie eine Duschhaube auf, und wickeln Sie ein Frotteehandtuch um den Kopf. Die konstante Wärme ist für die bessere Einwirkung der Farbe wichtig. Wenn Sie eine Trockenhaube haben, können Sie sich bei lauer Wärme daruntersetzen.
Nun hängt es einerseits von Ihrer natürlichen Haarfarbe und andererseits von dem gewünschten Effekt ab, den Sie erzielen wollen, wie lange die Farbe einwirken soll. Testen Sie die Farbe unbedingt an einer Haarsträhne, vor allem dann, wenn Ihr Haar mit Oxydationsfarbe gefärbt ist, damit es keine unliebsamen Überraschungen gibt! Rhabarberwurzel kann bei oxydationsgefärbtem Haar grünstichig werden!
Als Richtlinie kann man sagen, daß bei natürlich aschblondem Haar nach einer halben Stunde Einwirkungszeit eine sanft honigblonde Tönung erreicht ist. Prüfen Sie am besten ab und zu nach, wie Ihr Haar auf die Tönung reagiert. Wie intensiv die Rhabarberwurzel zu tönen vermag, zeigt schon die Tatsache, daß Farbflecke davon auf einem Baumwollhandtuch selbst in der Kochwäsche nicht mehr zu entfernen sind. Sie haben es also hier mit einer richtigen Farbe zu tun, und vorsichtige Handhabung ist sehr wichtig.
Die vitamin- und stärkehaltige Rhabarberwurzel verleiht hellem Haar einen herrlichen goldenen Glanz und unnachahmlich natürliche Farbigkeit. Gleichzeitig pflegt sie das Haar und führt zu einer sanften Aufhellung der natürlichen Haarfarbe.

Henna-Rottönung

Zutaten: 1 Tasse rotfärbendes Hennapulver
1 Eßlöffel Pflanzenöl

Zubereitung: Je nach Haarlänge muß man die Menge des Hennapulvers berechnen, eine ganze Tasse ist ausreichend für halblanges Haar. Geben Sie das Pulver in eine Porzellanschüssel und unterrühren Sie das angewärmte Pflanzenöl, bis ein zäher Brei entsteht. Nun rühren Sie langsam so viel heißes Wasser darunter, bis die Mischung glatt und gut streichfähig ist.
Henna wirkt leicht austrocknend auf das Haar, und deshalb ist die Zubereitung mit Öl günstig.

Anwendung und Wirkung: Das Haar einmal waschen, gut frottieren und den warmen Hennabrei gleichmäßig auf das Haar verteilen. Durchkämmen. Unter einer Duschhaube wird die Hennapackung warm gehalten, denn der Erfolg der Farbgebung hängt auch von der gleichmäßigen Wärme ab. Mit Henna kann man das Haar färben oder tönen, der Effekt wird von der natürlichen Haarfarbe und der Einwirkungsdauer bestimmt. Das gefürchtete Henna-Karottenrot entsteht, wenn man entweder die Färbung zu lange einwirken läßt oder wenn man blondgefärbtes Haar mit Henna behandelt. Bei richtiger Anwendung wird naturblondes Haar mit Henna tizianrot, kastanienbraunes Haar hell mahagonirot, dunkelbraunem und schwarzem Haar gibt Henna leichte Rotreflexe. Bedenken Sie stets, daß Sie die natürliche Grundfarbe Ihres Haars beleben, jedoch nicht im Farbvaleur grundsätzlich verändern sollten.

Variante: Wenn man für braunes Haar ein warmes Rotbraun wünscht, kann man das Hennapulver mit pulverisierten Walnußschalen zu gleichen Teilen vermischen. Das Braun der Walnußschalen nimmt dem Henna die Intensität und wirkt sanft braunrot. Konzentrierter Walnußschalentee eignet sich ebenfalls zum Anrühren des Hennapulvers, anstelle von heißem Wasser. Diese Variante empfiehlt sich auch für das Einfärben von Strähnchen.

Hennarote Strähnchen

Gefärbte oder getönte Strähnchen mit Hennabrei oder einer Mischung aus Henna und Walnußschale beleben die natürliche Haarfarbe im Bereich des Braunroten. Man bereitet die Farben wie beschrieben zu. Im Abstand von etwa drei Zentimeter werden die Strähnchen jeweils mit einem Streifen Alufolie unterlegt und mit dem warmen Farbenbrei bestrichen. Dann rollt man die Folie auf. Sobald alle Strähnchen eingepackt sind, setzt man eine Duschhaube auf, um die Farbe warm zu halten. Die Einwirkungszeit wird individuell festgestellt.
Eine weitere Methode für das Einfärben von Strähnchen besteht darin, die Strähnchen durch eine enganliegende Plastikhaube mit Hilfe einer Stricknadel hervorzuziehen. Diese Methode hat den Vorteil, daß man jeweils sehr feine Strähnchen färben kann. Geduldig wird hier immer nur wenig Haar durch die Haube gezogen, bis der ganze Kopf in regelmäßigen Abständen behandelt ist. Nun trägt man die Farbe mit dem Pinsel auf, bedeckt den Kopf mit einer wärmenden Umhüllung und legt die Einwirkungszeit individuell fest.

Arabische Hennafärbung

Zutaten: 1 Tasse marokkanisches Hennapulver
1 Eigelb
2 Eßlöffel Olivenöl
starker schwarzer Tee
oder: Teeaufguß aus Walnußschalen

Zubereitung: Ganz originalgetreu nach dem arabischen Rezept – das ich einer Leserin aus Bagdad verdanke – stellt man die Hennamischung einen Tag vor der Haarwäsche her und läßt sie bedeckt über Nacht ziehen. Zunächst vermischt man das Hennapulver mit dem Eigelb und dem Olivenöl und gibt nun so viel starken schwarzen Tee (oder Walnußschalentee) dazu, bis der Brei gut streichfähig ist. Ist die Mischung am nächsten Tag zu trokken, gießt man nochmals mit schwarzem Tee – oder mit Walnußschalentee – auf.

Anwendung und Wirkung: Auf das frisch gewaschene und leicht vorgetrocknete Haar wird die Farbe mit einem breiten Pinsel gleichmäßig aufgetragen. Wie es in der Originalanweisung heißt, soll nun die Farbpakkung etwa zwei Stunden lang in der Sonne trocknen, aber diese Einwirkungsdauer ist gewiß für das schwarze Haar der arabischen Frauen gedacht, denn zwei Stunden Einwirkungszeit geben schon eine sehr intensive Farbe. Wärme wirkt sich bei der Hennafärbung sehr günstig aus, und wenn man das Haar nicht in der Sonne trocknen kann, sollte man es wenigstens unter der Duschhaube gut warm halten. Danach das Haar gründlich waschen, um alle öligen Rückstände zu entfernen. Die arabische Hennafärbung gibt dem Haar herrlichen Glanz, denn durch die Beigaben von Öl und Ei bewirkt sie gleichzeitig eine vorzügliche Haarpackung gegen trockenes und glanzloses Haar. Man kann übrigens die gleiche Rezeptur mit nichtfärbendem Henna für die allgemeine Haarpflege machen.

Schwarzes Henna für schwarzes Haar

Zutaten: 1 Tasse schwarzfärbendes Hennapulver
1 Eßlöffel Pflanzenöl

Zubereitung: Die angegebene Menge schwarzfärbendes Hennapulver ist ausreichend für halblanges Haar. Sie können die Farbe wie bei der beschriebenen Henna-Rottönung oder bei der arabischen Hennafärbung vorbereiten.

Anwendung und Wirkung: Mit einem breiten weichen Pinsel trägt man den Hennabrei auf das gewaschene und gut frottierte Haar. Unter einer Badehaube warm halten und die Einwirkungszeit individuell festlegen. Schwarzes Henna ist nur für schwarzes Haar geeignet, es färbt intensiv schwarz. Wenn man weniger intensiv färben will, kann man das schwarzfärbende Hennapulver zu gleichen Teilen mit rotfärbendem Henna vermischen oder auch mit pulverisierten Walnußschalen. Auch läßt sich der Brei mit einem intensiven Teeaufguß aus Walnußschalen ansetzen. Alle diese Varianten mildern die Härte des Schwarz. Wie immer empfiehlt es sich, einen Test an einer Haarsträhne vorzunehmen, um Mischung und Einwirkungszeit genau festzulegen.

Walnußschalen-Brauntönung

Zutaten: 3 Handvoll Walnußschalen
1 Spritzer Obstessig
1 Spritzer reines Pflanzenöl

Zubereitung: Zerkleinerte Walnußschalen bekommt man in Kräuterhandlungen. In der elektrischen Mühle werden die Schalen staubfein gemahlen; Essig und Pflanzenöl zugeben und so viel kochendheißes Wasser zufügen, bis ein gut streichfähiger Brei entsteht. Eine Stunde durchziehen lassen. Das Wasser wird sehr rasch aufgesogen, und man wird daher später noch ein wenig heißes Wasser hinzufügen, um den Brei erneut streichfähig zu machen.

Anwendung und Wirkung: Das Haar einmal waschen und frottieren. Mit einem breiten Pinsel wird die Farbe auf das gescheitelte Haar gleichmäßig aufgetragen. Dann setzen Sie eine Duschhaube auf, um die Farbe warm zu halten. Die Walnußschalen bewirken eine recht intensive Tönung; als Richtwert für die Einwirkungszeit kann man davon ausgehen, daß nach etwa 20 Minuten die natürliche Haarfarbe um einen Ton dunkler getönt ist.

Farbspülungen mit Pflanzenfarben

Die Farbspülungen mit Pflanzenfarben bewirken eine sanfte Tönung, sie beleben die natürliche Haarfarbe, geben dem Haar Glanz und gute Frisierbarkeit. Bereiten Sie einen intensiven Teeaufguß aus den jeweiligen Pflanzenteilen. Lassen Sie den Tee etwa dreißig Minuten durchziehen. Abseihen und nach der Haarwäsche den Haarboden und das Haar damit massieren. Kämmen Sie das Haar gut durch, damit sich die Farbe schön verteilt. Nach halbstündiger Einwirkungszeit mit klarem Wasser abspülen.

Pflanze	**Farbe**	**Für welches Haar?**
Artischockenkraut	sanftes Rotbraun	für braunes und mittelblondes Haar
Römische Kamille	Goldgelb	für blondes, aschblondes und mittelblondes Haar
Katechu, granuliert oder pulverisiert	intensives Braunrot	für schwarzes Haar mit rotem Schimmer, für braunrotes Haar
Kornblumenblüten	Silbergraublau	für graues Haar
Malvenblüten, blau	zartes Violettblau	für graues Haar
Quebrachorinde	Tizianrot	für braunes Haar mit rotem Schimmer für tizianrotes Haar
Rhabarberwurzel	Goldgelb	für blondes Haar
Rotes Sandelholz	Gelbrot	für braunes und mittelblondes Haar mit natürlichem Rotschimmer
Zwiebelschalen	Hellbraun	für hellbraunes Haar ohne Rotton

22. Kapitel

Die Botschaft der Naturfarben

Niemand hat je *Natur* gesehen. Wir sehen Vögel, Pflanzen, Bäume, Berge, Meere, aber nicht ein spezifisches Ding, das wir isolieren und Natur *nennen* könnten. Alles um uns, alles in uns ist Natur. Auch hat nie ein Mensch Energie gesehen, denn Materie und Energie sind eins; wo Masse ist, ist auch Energie. Wir kennen Formen der Energie, etwa thermodynamische Energie, Kernenergie und so weiter. Wir wissen, daß Licht Energie ist, aber was wir sehen, ist Licht und nicht ein Ding, das wir als Energie bezeichnen könnten. Auch ist uns klar, daß Farben energetische Naturbotschaften sind, die auf uns wirken, die wir nicht greifen können, sondern *empfinden*.

Beim Nachdenken über den Unterschied zwischen Chemiefarben und Naturfarben wird uns erneut klar, daß alle Dinge innerhalb der Natur in einer ausgewogenen Ganzheit existieren, einem Einssein, das aller Vielfalt zugrunde liegt. Das Naturgedächtnis der Menschen wurde über Millionen Jahre geprägt durch das Vertrautwerden mit Stoffen, die seine Entwicklung durch die Evolution begleitet haben, die ihm ähnlich und nicht fremd sind. Pflanzen, Steine, Erden, Mineralien, die Grundstoffe der Naturfarben sind unserem Wachstum ähnlich, ihre metamorphischen Veränderungen während ihres Wachsens verlaufen analog dem Wachstum von Mensch und Tier. Die junge, grünende Pflanze, die blühende und fruchtende Pflanze erinnert unser Naturgedächtnis an unser eigenes Werden und Vergehen. Die heranwachsende Pflanze trägt wie auch wir den genetischen Keim ihres Daseins in sich; im Blühen erreicht sie eine neue Stufe ihres Lebens, und ihre Entwicklung führt sie fort in das ewige Vergehen, in den Schoß unserer Erde.

So sind unserem Naturgedächtnis die Pflanzen, die Erden und die Mineralien vertraut, und wir kennen ihre vielgestaltige Farbigkeit – im Gegensatz zu den künstlichen Chemiefarben, die uns aus der Sicht der Evolution absolut fremd sind. Die natürliche Farbe verhält sich zur chemischen wie das Echte zum Imitierten. Die Naturfarbe ist vielstimmig, sie hat ihre innere Dynamik, die durch Farbigkeit aus dem Komplementären entsteht; diese Naturbotschaft ist der Chemiefarbe entzogen. Die Plattheit des Kunstprodukts entspricht nicht dem menschlichen Naturgedächtnis. Eher könnte man sagen, daß die Isoliertheit, die Eindimensionalität und auch die Giftigkeit der Chemiefarben symbolisch sind für unsere Zeit, für die Entfremdung des Menschen von seiner eigenen Natur.

Im Gegensatz zu den Chemiefarben wirken die Naturfarben wie die Farben in der Natur; wohltuend, nicht nur für unsere Psyche, sondern auch auf das Sehen. Die sanften Hell-Dunkel-Kontraste der Naturfarben regen beim Sehen sowohl die Sehzäpfchen wie auch die Sehstäbchen an, wodurch die Augen in ihrer ganzheitlichen Farbempfindung angesprochen werden. Der bei Che-

miefarben fehlende Hell-Dunkel-Kontrast spricht die Augen nur eindimensional an, wirkt ermüdend auf die Augen und erschöpfend aufs Gemüt.
Wie eng unsere psychische Entfaltung mit dem Mehrdimensionalen und nicht mit dem Eindimensionalen verwandt ist, zeigt Goethe in „Wilhelm Meisters Lehr- und Wanderjahren" als Lehrjahre des Gefühls, in welchen der Mensch seine natürliche Orientierung zwischen Himmel und Erde erkennt. Im zweiten Buch, den Wanderjahren, begegnet Wilhelm Meister einer kleinen, wundersamen Völkerschaft, deren alte Weise er befragt über die Furcht, die der Mensch vor den mächtigen Naturerscheinungen, den ahnungsvollen, den unerklärlichen Ereignissen haben müsse.
„Der Natur ist Furcht wohl gemäß", erklären die Weisen Wilhelm Meister, „Ehrfurcht aber nicht; man fürchtet ein bekanntes oder unbekanntes mächtiges Wesen: der Starke sucht es zu bekämpfen, der Schwache zu vermeiden, beide wünschen es loszuwerden und fühlen sich glücklich, wenn sie es auf kurze Zeit beseitigt haben, wenn ihre Natur sich zur Freiheit und Unabhängigkeit einigermaßen wieder herstellte. Der natürliche Mensch wiederholt diese Operation millionenmal in seinem Leben: von der Furcht strebt er zur Freiheit, aus der Freiheit wird er in die Furcht getrieben und kommt um nichts weiter. Sich zu fürchten ist leicht, aber beschwerlich; Ehrfurcht zu hegen ist schwer, aber bequem. Ungern entschließt sich der Mensch zur Ehrfurcht, aber vielmehr entschließt er sich nie dazu; es ist ein höherer Sinn, der seiner Natur gegeben werden muß, und der sich nur bei besonders Begünstigten aus sich selbst entwickelt, die man auch deswegen von jeher für Heilige, für Götter gehalten."
Unser Naturgedächtnis, unsere physische und psychische Verwandtschaft mit allem Leben, ist durch die ganze Menschheitsgeschichte Thema der Literatur, der Musik und der Malerei. Denken wir daran, daß die große abendländische Malerei nur mit Naturfarben gearbeitet hat und die unsterblichen Schönheiten mit Hilfe der Naturstoffe entstanden. Bis vor etwa hundert Jahren, vor der Erfindung der Chemiefarben, wurden Bilder, Fresken und Innenarchitektur mit Naturfarben gestaltet, Stoffe, Garne und Seiden mit Naturfarben gefärbt, und Gobelins, Stickereien und Kleidung in prächtigem Farbenreichtum entstanden mit Naturfarben. Der Einwand, manche Naturfarben, die früher Verwendung fanden, seien giftig, wie Quecksilber oder Schwefel beispielsweise, wird von der chemischen Industrie gerne als Argument gegen Naturstoffe ins Treffen geführt. Es wird nie klargestellt, daß die sogenannte Revolution der Erfindung der Anilinfarben weder kulturelle noch naturökonomische Vorteile brachte, sondern es wird immer noch an die fehlgeleitete Fortschrittsgläubigkeit der Massen appelliert. Heute hat unsere Industriegesellschaft eine gläubige Verbrauchergemeinde hervorgebracht, die ohne kulturhistorisches Gedächtnis auskommt und daran ihre Qualitätsansprüche mißt. Denn wie könnten wir vergessen, daß der Mensch im Laufe seiner Evolution die Kenntnis über die ihn umgebenden Stoffe sehr langsam entwickelt hat, daß ihn Erfahrung und Tradition gelehrt haben, vor welchen Stoffen seiner Umgebung er sich besser hüten sollte. Auch dies ist ein Teil seines Naturgedächtnisses. Wir wissen, welche Pflanzen, Beeren, Pilze oder andere Stoffe der Natur nicht genießbar sind, wir kennen das Prinzip des Paracelsus, wonach es auf die Dosis ankommt, die das Gift erst zum Gift macht. Die Heilwirksamkeit der natürlichen Gifte sind der Homöopathie seit alters bekannt. Naturgifte sind aber keine Chemiegifte. Die Naturgifte zerstören weder un-

sere Welt, noch verseuchen sie Flüsse, Erde und Meere, sie schädigen weder Tiere noch Pflanzen, und sie wirken nicht als permanente Gefahr im Organismus des Menschen.
Ohne Rücksicht auf die Rohstoffreserven der Erde werden verschwenderisch Millionen Tonnen organische Chemikalien aus Erdöl, Steinkohle und Teer produziert. Weltweit werden drei Milliarden Tonnen Erdöl pro Jahr verbraucht, das ist soviel, wie die Natur in einer Jahrmillion produzierte. Mit einer Unzahl von Chemiegiften werden die Naturschätze der Erde zu Feinden der Natur verwandelt. Farben und Lacke, mit Lösungsmitteln, Schnellhärtern, Weichmachern, Antioxidantien, Benetzungsmitteln, Stabilisatoren und Füllstoffen produziert, werden zu Wohngiften und finden ihren natur- und menschenfeindlichen Einsatz vor allem in der Textilindustrie und für das sogenannte schönere Wohnen. Denken wir einmal daran, wie unmenschlich der Begriff „Verbraucher" ist. Der Mensch als Konsument von Chemie- und Wohngiften, Umweltchemikalien, die seinen Alltag vergiften, sein Immunsystem stören und ihn zudem noch mitschuldig machen an der Zerstörung und Ausbeutung der Natur. Zahllose Katastrophen und die daraus erfolgten Zusammenschlüsse von Interessengruppen der durch Farben und Holz„schutz"mittel gesundheitlich Geschädigter haben bewirkt, daß immer mehr Menschen sich weder als Verbraucher noch als Konsumopfer sehen möchten. Sie mißtrauen zu Recht auch dem Sicherheitsdenken, das die Verbraucherschutzverbände für die Produktion und den Verbrauch von Chemiegiften wünschen. Sicherheit für den Einsatz dieser Gifte, das haben wir mittlerweile gelernt, kann es nicht geben, denn schon in kleinsten Mengen kann die große Anzahl unterschiedlicher Substanzen im Organismus des Menschen korrelieren und bedrohlich für seine Gesundheit werden. Deshalb muß die Abschaffung gefährlicher Stoffe gefordert werden und nicht die fragwürdige Sicherheit für ihre Produktion und ihren Verbrauch. Via Höchstmengenverordnung für Tausende gefährlicher Chemiegifte wird mit Hilfe brutaler Tierversuche eine Quasi-Sicherheit vorgetäuscht, die zwar den Produzenten vor akuter Haftung schützt, die aber nie die Endlagerstätte der langen Kette der Summation all dieser brisanten Chemikalien berücksichtigt: Menschen, Tiere, Pflanzen, Erde und Wasser. Die stetige Zunahme von Krebserkrankungen und Allergien zeigt uns, daß trotz der sogenannten Sicherheiten der Höchstmengenverordnungen die unbegrenzten Möglichkeiten der Wirkungen gefährlicher Substanzen nicht erfaßbar sind. Die schleichende Vergiftung schreitet voran, auch deshalb, weil es Höchstmengenverordnungen gibt, die im Grunde zutiefst menschen- und naturfeindlich sind. Das große Harmoniebedürfnis zwischen Industrie und Gesetzgeber wird auf dem Rücken der Menschen und der Natur ausgetragen.
So ist heute die Rückbesinnung auf die freundlichen Naturfarben keine romantische Forderung einiger Öko-Freaks, sondern einmal die Folge der industriellen und staatlichen Gewalttätigkeiten gegenüber der Natur und zum anderen eine ökologische Notwendigkeit. Vergessen wir nicht, daß Erdöl nicht nachwächst, wohl aber Pflanzen, Bäume und Sträucher, aus deren Blättern Naturfarben hauptsächlich gewonnen werden. Die ökologische Erneuerbarkeit und die gesundheitliche Unbedenklichkeit können uns durch die Anwendung der Naturfarben im Wohnen auch die Naturbotschaft der Farben nahebringen und die uns aufgezwungene Entfremdung zwischen Mensch und Natur lösen. Die Aggressionslosigkeit, die zarte Sanftheit dieser Farben, ihre vieldimensiona-

le Erscheinung, ihr feiner Duft könnten uns lehren, im Wohnen und in der Kleidung Sanftheit auf einer sinnlichen, naturgesetzlichen Ebene zu erleben. Es ist eine schöne Erfahrung, das Naturgedächtnis anzuregen und in den Naturfarben auch die Gültigkeit des Komplementärgesetzes bestätigt zu sehen. Bestreichen wir etwa Fließpapier mit Resedagelb, wird sich die Farbe wie ein Steigbild nach oben bewegen, wobei in der Mitte der Farbe langsam ein feiner violetter Streifen sichtbar wird. Im Gelb ist das komplementäre Violett enthalten, und nach der Trocknung werden wir auf dem Steigbild die Farbigkeit in Form von Spiralen sehen. Die Spirale ist unserem Naturgedächtnis nicht fremd, sie ist eine Grundform in der Naturgesetzlichkeit des Wachsens und auch ein kosmisches Gesetz. Das galaktische Spiralenmuster gleicht den Spiralen organischer Wachstumsmuster, wie wir sie in jeder Pflanze, in Steinen, Erden, Tieren und Menschen finden.

Es wird erzählt, Buddha habe einmal eine Predigt gehalten, ohne dabei nur ein einziges Wort zu äußern; er habe seinen Zuhörern lediglich eine Blume gezeigt. Das war die berühmte „Blumenpredigt", eine Predigt in der Sprache der Blumen. Was hat uns eine Blume zu sagen? Wenn wir Blumen oder eine andere Schöpfung der Natur genau beobachten, fällt uns auf, daß gewisse Proportionen der Schöpfung sich immer wiederholen, und daß aus der Verbindung sich ergänzender Gegensätze immer wieder eine natürliche, harmonische Ordnung entsteht, die allem Gewachsenen eigen ist. Diese Dimension sehen wir in den Steigbildern. Unsere Augen erleben diese Dimension in der Vielgestalt der Naturfarben, wie eine Rückerinnerung unseres Naturgedächtnisses.

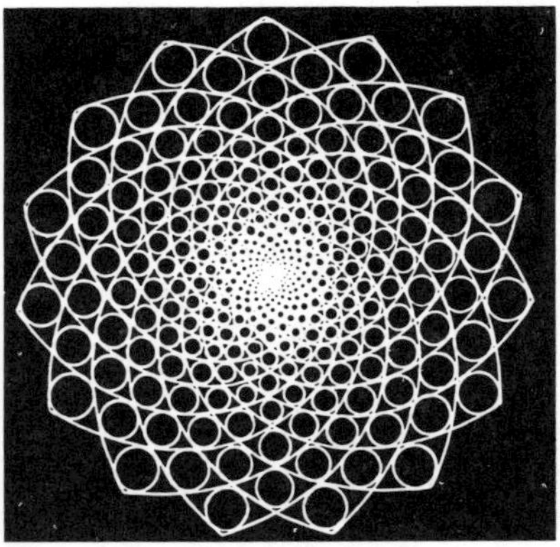

Die Wachstumsspiralen der Blüte eines Gänseblümchens (nach: György Doczi: Die Kraft der Grenzen, München 1985).

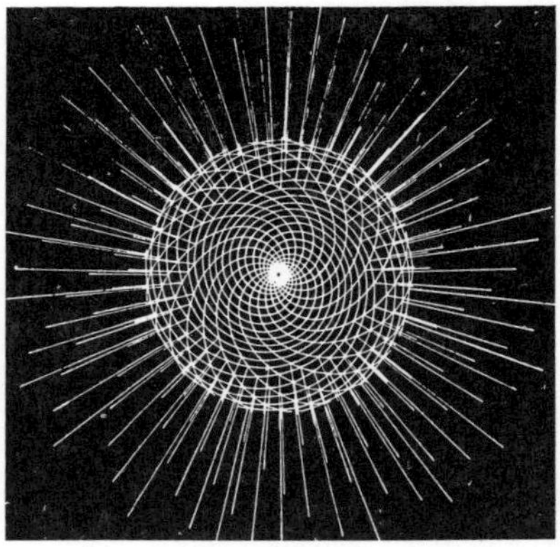

Die Wachstumsspirale einer Färberdistelblüte (nach: György Doczi: Die Kraft der Grenzen, München 1985).

Naturfarben

Mit Pflanzen- oder Erdfarben gefärbte Stoffe oder Räume, die mit Naturfarben gestrichen wurden, wirken plastisch, mehrdimensional. Die Leuchtkraft der Farben ist subtil und lebendig, niemals platt, nicht hart und nicht gewöhnlich. Die Farben haben ein sanftes Leuchten, die Ausstrahlung einer verhaltenen Kraft. All diese subtilen Eigenschaften fehlen den Chemiefarben. Sie erwecken selbst unter günstigen Bedingungen den Eindruck des Äußerlichen, Resonanzlosen, Unbeseelten.

Die auf den Folgeseiten abgebildeten Naturfarben zeigen Farben aus dem warmen und aus dem kalten Farbbereich.

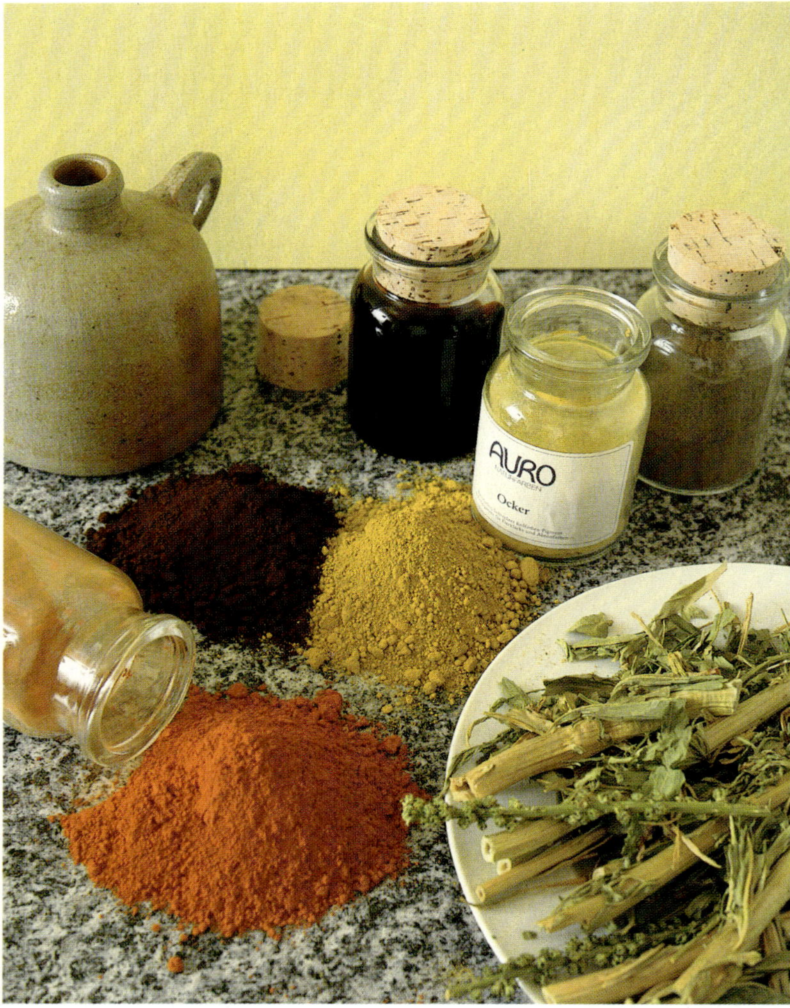

Die *warmen* Farben: Englischrot; Persischrot; Ocker; Buchenholzteer, Umbra gebrannt; Reseda.

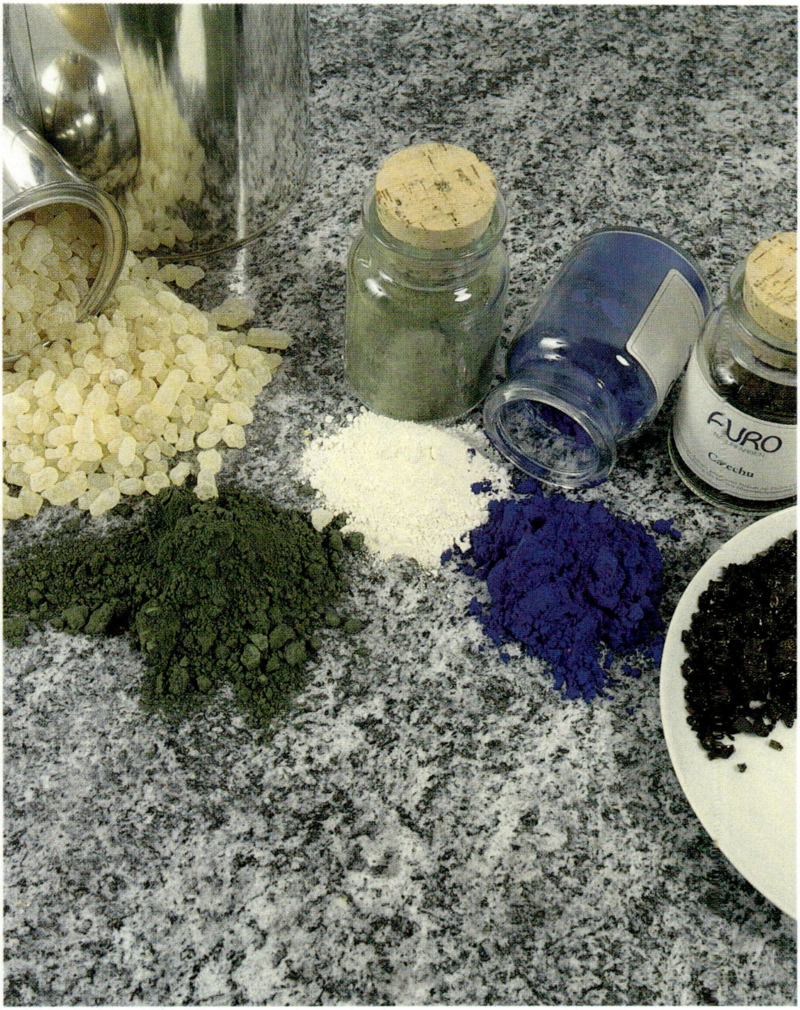

Die *kalten* Farben: Dammar; Chromoxid-Grün; Titan-Weiß; Ultramarin-Blau; Katechu.

23. Kapitel

Leben mit Naturfarben

Sehen wir uns das Blattgrün der Bäume im Sommer an, so sind zwei unterschiedliche Grüntöne zu erkennen. Die eine Grünfärbung kommt aus dem Bereich des Blaugrünen, die andere aus dem Gelbgrünen. Erinnern wir uns an Birkenblätter, die ihr Gelb schon im Grünen zeigen und auch beim Auskochen einen schönen gelben Saft abgeben. Entfernt sich im Herbst das Grün aus den Blättern, treten jene Farben hervor, welche die Natur in der chemischen Beschaffenheit der Bäume festgelegt hat. Die Metamorphose der Blattfärbung gibt das Farbbild der biochemischen Beschaffenheit der Bäume wieder, die entweder rötliche oder bläuliche Anteile assimilieren. Das Chlorophyll, griechisch „chloros" = gelbgrün und „phyllon" = das Blatt, bezeichnet den Farbstoff der Blätter. Chlorophyll ist ein Farbstoffgemisch aus zwei Anteilen, dem blaugrünen Chlorophyll a und dem gelbgrünen Chlorophyll b. Chemisch sind beide mit dem roten Blutfarbstoff Hämoglobin verwandt. Das Xanthophyll, ein gelber Pflanzenfarbstoff, gehört chemisch zu den Karotinoiden.

Was im Grünen der Blätter sich im Sommer noch zurückhaltend zeigt, tritt im Herbst heraus. Gelb, Orangerot, Rot, Rotgelb und Rotorange bei jenen Bäumen mit rötlichen Farbanteilen, Rotblau und Blauviolett bei Bäumen mit blaugrundiger chemischer Struktur. Mit dem Absterben der Blätter geht das Gelbe langsam über ins Braune, das bei gelbroter Blattfärbung einem verdunkelten Gelb gleicht. Gelb und Blau sind nach Goethe die ersten Stufen beim Hervorgehen der Farbe ans Licht aus der Finsternis der Erde. Gelbwerden des Blattes heißt in diesem Sinn sich dem Hellen ähnlich machen; das Verdunkeln des Gelben zum Braunen bedeutet in die Dunkelheit der Erde zurückkehren.

In den Farben des Herbstwaldes erleben wir die Farben aus dem warmen und dem kalten Farbenbereich, und ihr komplementäres Zusammenspiel wird uns durch die weise Farbenlehre der Natur offenbart. An diesen Farben sollten wir lernen und sollten versuchen, ihre Schönheit und Naturbotschaft mit Hilfe der Naturfarben in unser Wohnen zu integrieren. Bei der Herstellung von Pflanzenfarben arbeitet man mit noch unzerlegten Rohstoffen, deren färbende Kraft sich erst im Verlauf des Arbeitsvorgangs entwickelt. Die färbende Substanz der Rohstoffe tritt nie völlig einseitig in Erscheinung, sie ist stets an andersfärbende Bestandteile gebunden. Schon deshalb verhalten sich die zu färbenden Materialien, Stoffe, Wolle, Seide oder Tapeten wie ein Instrument, auf dem sich vielstimmig spielen läßt. Die koloristische Variabilität ist groß, auch stehen in unterschiedlichen Farben gefärbte Materialien, wie Tapeten oder Stoffe, seien es die Farben aus dem kalten oder dem warmen Farbenbereich, stets untereinander in stimmiger Harmonie. Sie sind, ähnlich einem Herbstwald, wie durch einen einheitlichen Grundakkord in einer Schwingung miteinander verbunden. Mit

Farben	Farbeigenschaften	Wirkung im Raum	Für welche Räume geeignet?
KALTE FARBEN	Passiv, zurücktretend, sich entfernend	Geben Räumen Tiefe, Weite	Geeignet für Räume, in denen wir entspannen oder uns geistig konzentrieren möchten.
HELLE KALTE FARBEN	Geistig anregend, kühl, kühlend, sauber, klar, frisch	Lassen Räume weit und licht erscheinen. Wirken zurückhaltend und distanziert. Lassen die Farbigkeit von Einrichtungsgegenständen zur Geltung kommen.	Geeignet für Räume mit viel Sonneneinstrahlung. Räume der Entspannung, Schlafzimmer. Räume der Konzentration, Arbeitszimmer. Räume, in denen ein Eindruck von Frische und Sauberkeit entstehen soll, Bad, Küche.
DUNKLE KALTE FARBEN	Sachlich, ernst, vornehm, schwer	Sind stark raumverengend. Ihre Begrenzung wird deutlich spürbar. Höhlen- und Grottencharakter. Kompakte Schwere.	Geeignet für große, weite, repräsentative Räume. Verlangen nach aufhellenden, farbigen Einrichtungsgegenständen, Akzenten, Dekoren, die vor dem dunklen Hintergrund stark hervortreten und gut zur Geltung kommen.
BLAU	Sachlich, zurücktretend, beruhigend, ernst	Verkleinert Räume. Läßt einen Eindruck von Tiefe entstehen. Unterkühlt.	Geeignet für Räume, die einen Eindruck von distanzierter, zurückhaltender Eleganz oder kühler, nüchterner Sachlichkeit vermitteln sollen. Einzelne dunkelblaue Flächen, Boden oder eine Wand, sind ein guter Hintergrund für Möbel oder Einrichtungsgegenstände, die dominant hervortreten und auffallen sollen.
HELLBLAU	Frisch, distanziert, licht, klar	Läßt Räume weit und licht erscheinen. Erinnert an die Weite und das helle Blau des Himmels.	Geeignet für Räume mit viel Sonneneinstrahlung. Räume, in denen ein Eindruck von Hygiene, Sauberkeit, Frische entstehen soll. Küche, Bad. Pastellblau ist schön für Räume der Entspannung. Schlafzimmer.

Farben	**Farbeigenschaften**	**Wirkung im Raum**	**Für welche Räume geeignet?**
TÜRKIS	Sehr kalt, frisch, elegant	Eignet sich, kleine Räume optisch zu vergrößern.	Erzeugt ein klares, sehr kühles Raumgefühl. Für alle Räume, in denen es auf einen Eindruck von Frische und Sauberkeit ankommt, geeignet. Diese Farbe hat eine nützliche Eigenschaft: Sie wirkt abstoßend auf Fliegen und Insekten.
BLAUGRÜN	Festigend, beruhigend, kühl	Raumverengend, wirkt bestimmender als Blau	Eignet sich für repräsentative Räume, die stark durch ihre Farbigkeit wirken sollen. Elegante Gesellschaftsräume, Eßzimmer.
BLAUVIOLETT ROTVIOLETT PURPUR	Ernst, feierlich, geheimnisvoll, prachtvoll	Verkleinert Räume. Kann schwülstig, bedrückend wirken. Operncharakter	Festräume, Repräsentativräume, z. B. Empfangszimmer. Verlangt nach Emblemen der Repräsentation: Gold, Silber, Marmor.
ROSA	Zart, kraftlos, licht, feminin	Weitet Räume. Gibt ihnen einen sehr weichen, verspielten Charakter.	Geeignet für Jungmädchenzimmer, Räume der Körperpflege.
ZARTLILA	Melancholisch, verzaubernd	Weitet Räume. Gibt ihnen eine etwas morbide, weltfremde Stimmung.	Geeignet für Räume, in denen eine entsprechende Stimmung hervorgerufen werden soll, z. B. Musikzimmer.
INTENSIVE, WARME FARBEN	Belebend, aktiv, hervortretend, dynamisch, anregend	Kommen auf uns zu. Können beengend, erdrückend wirken.	Geeignet für Räume, in denen wir viel Bewegung möchten und die anregend auf uns wirken sollen.
HELLE WARME FARBEN	Heiter, anregend, leicht, behaglich	Weiten Räume. Stellen in unserem Naturgedächtnis Assoziationen von Sonne, Luftigkeit, Weite, Frühling her.	Geben Ersatz für fehlendes Licht. Heitern Räume auf. Lassen sie behaglich und freundlich erscheinen.
DUNKLE WARME FARBEN	Beruhigen, umschließen, umfassen	Sind raumverengend. Erinnern uns an Erden, Wiesen, Herbststimmungen.	Sind geeignet für Räume, in denen eine behagliche, beruhigende Atmosphäre hervorgebracht werden soll. Wirken gediegen und eignen sich gut für rustikale und ländliche Einrichtungen.

Farben	**Farbeigenschaften**	**Wirkung im Raum**	**Für welche Räume geeignet?**
GELB	Anregend, heiter, leicht, licht, sonnig, kommunikativ	Wirkt raumweitend in Pastelltönen. Vordergründig in Volltönen.	Pastell: Wohnräume mit wenig Sonneneinstrahlung. Arbeitsräume. Eßzimmer. Kinderzimmer. Volltöne: Küche, Bad, Wintergarten, Blumennischen.
GELBGRÜN	Freundlich, heiter, erinnert an Natur	In hellen Pastelltönen wirkt es raumweitend. Bringt eine freundliche, behagliche Stimmung hervor.	Geeignet für Wohnräume, Schlafzimmer, Wintergärten, Küchen.
GRÜN	Ausgleichend, beruhigend, entspannend, naturähnlich	Kommt nicht auf uns zu und entfernt sich nicht von uns. Wiesencharakter.	Geeignet für alle Räume der Entspannung, Ruhe, Konzentration. Wirkt lärmdämpfend.
ROT ROTORANGE	Dynamisch, aggressiv, aufreizend	Raumverengend. Kommt auf uns zu. Wirkt beengend und erdrückend.	Für kleine Flächen oder farbige Akzente im Raum geeignet. Großflächige Verteilung wirkt aufreizend, regt zu Bewegung an.
ERDFARBEN BRAUN OCKER UMBRA ROST	Beruhigend, ausgleichend, gemütlich, behaglich	Raumverengend. Umschließend, umfassend. Erinnern an Erden.	Für alle Räume geeignet, die eine behagliche, gemütliche Wohnatmosphäre haben sollen.
UNBUNTE FARBEN WEISS	Hell, klar, leicht, rein, schwerelos	Wirkt stark raumweitend. Ist ein neutraler Vermittler zwischen Farbklängen im Raum.	Für alle Wohnzwecke geeignet
GRAU	Passiv, neutral, ausgleichend	Ist in seiner Raumwirkung entfernungsneutral. Verlangt farbige Kontraste.	Eignet sich für alle Räume, in denen die Farbigkeit der Einrichtung gut zur Geltung kommen soll. Bietet ein neutrales Umfeld.
SCHWARZ	Sachlich, ernst, würdevoll, kompakt, schwer, geschlossen	Stark raumverengend. Höhlencharakter.	Läßt vor allem in der Zusammenstellung mit Weiß und Grau klare Sachlichkeit entstehen. Eignet sich für Räume, in denen farbige Gegenstände und Einrichtungen stark hervortreten sollen.

Pflanzenfarben oder Erdfarben gefärbte Stoffe oder Räume, die mit Naturfarben gestrichen sind, wirken plastisch, mehrdimensional, weil sie ein sehr feines, nicht sichtbares *Helldunkel* haben. Die Leuchtkraft ist subtil und lebendig, niemals platt, nicht hart und nicht gewöhnlich, so wie auch in der Natur selbst nichts gewöhnlich ist. Die Farben haben ein sehr mildes Leuchten, die Ausstrahlung einer verhaltenen Kraft. All diese subtilen Eigenschaften fehlen den Chemiefarben. Sie erwecken selbst unter den günstigsten Bedingungen den Eindruck des Äußerlichen, Resonanzlosen, Unbeseelten.

Naturfarben, Wandfarben, natürliche Imprägnierungsmittel, Lasuren, Balsame, Naturholzlacke und Decklacke bekommen wir in Bioläden. Die Farben sind im Vergleich zu den Massenprodukten der chemischen Industrie zwar teurer, aber es steht außer Frage, daß die Investition lohnt. Das Leben in naturfarben gestrichenen Räumen ist unvergleichlich angenehm. Für alle Farben gibt es vorzügliches Firmenschrifttum und Gebrauchsanleitungen, da diese Farben anders verdünnt und aufgetragen werden, als man das von den künstlichen Chemiefarben gewohnt sein mag.

Für die Färberei und zur Entwicklung von Naturmalfarben hat sich das ‚Goetheanum' in Dornach bei Basel große Verdienste erworben. Nach den Vorstellungen Rudolf Steiners, der selbst malte und die Kuppel des Goetheanums mit Naturfarben schmückte, beschäftigt sich heute die Forschungsstätte mit der Herstellung von Pflanzenfarben, Mineralfarben, Bindemitteln und Grundierungen. Das Pflanzenfarben-Labor, von wo aus die schönen Farben in alle Welt verschickt werden, wird heute von Günter Meier geleitet, dessen begleitende Schriften über die Naturfarben zum Färben von Stoffen und zum Malen fachliche Hilfe für den Umgang mit Naturfarben leisten. Wir verdanken Günter Meier bei der Arbeit an diesem Buch und für die Erstellung des Farbenkreises guten Rat und viele Anregungen. Hier ist eine Übersicht seiner Färberpflanzen für das Färben von Stoffen sowie für die Malfarben.

Seltene Erden

Die Erdfarben

Weiße Erdfarben	**Gelbe Erdfarben**
Ton Kieselsaure Tonerde Porzellanerde Kaolin Pfeifenton Weißer Bolus	Ocker/ Goldocker/ Bronzeocker Chamois Chinesische Gelberde Rheingauer Erde Satinober Terra di Siena Oxydgelb
Rote Erdfarben	**Grüne Erdfarben**
Roter Ocker Zinnober Roter Bolus Roter Ton Roter Sandstein Roteisensteine	Grüne Erde Böhmische, Cyprische, Französische, Veroneser Erden Steingrün Seladongrün
Braune Erdfarben	**Graue und schwarze Erdfarben**
Umbra Cyprische, Holländische, Türkische, Sizilianische Umbraerden Brauner Karmin Kohlenbraun Bister	Grauer Tonschiefer Steingrau Mineralschwarz Schwarze Kreiden Schwarzer Schiefer Kohlenschwarz

Färberpflanzen

Nordische Flora	Exotische Flora
GELB Birkenblätter (Betula) Reseda oder Wau (Reseda luteola) Färberscharte (Serratula tinct.) Färberkamille (Anthemis tinct.) Färberdistel (Chartamus tinct.) Färberginster (Genista tinct.) Kreuzdornbeere (Rhamnus cathartica) Berberitzenwurzel (Berberis vulgaris) Stechapfelblätter (Datura stramonium) Wiesenknöterich (Polygonum persicaria) Waldkerbel (Anthris- cus Chaerophyllum) Weinraute (Ruta graveolens) Heidekraut (Calluna vulgaris) Sumpfdotterblume (Caltha palustris)	*GELB* Safran (Crocus sativus) Gummi Gutti (Garcinia morella) Gelbholz (Murus tinct.) Jackholz (indisches Gelbholz) Querzitron (Quercus tinct.) Gelbbeere (grais d'Avignon) Kamala (Rottlera tinct.) Waras (Flemigigia Congesta) Galangawurzel (Galanga minoris) Moiada citrifolia Polygonum cuspidatum Butin Blüte (Butea frondosa)

Nordische Flora	Exotische Flora
ORANGE Coreopsis Tagetes	*ORANGE* Orlean (Bxia orellana) Curcuma (Curcuma Longa)
ROT Labkrautwurzel (Galium tinct.) Färberwaldmeister (Asperula tinct.) Hundszungenwurzel (Anchusa tinct.) Krappwurzel (Rubia tinct.)	*ROT* Krappwurzel (Rubia tinct.) Chay-Wurzel (indischer Krapp) Rotholz (Fernambukholz) Drachenblut-Harz (Calamus draco) Saflor (Carthamus) Morinda-citri-Wurzel (Morinda umlata) Karajur oder Chika
VIOLETT Lecanora-Moos	*VIOLETT* Alkannawurzel (Alkanna tinct.) Blauholz (Lignum campechianum)
BLAU Färberwald (Isatis tinct.)	*BLAU* Indigo (Indigofera tinct.)
BRAUN Faulbaumrinde (Ramnus frangula) Nußbaumschalen	*BRAUN* Katechu (Acacia catechu) Aloe

Über die Herkunft der Pflanzenfarben

Rotholz: Die Rotholzbäume wachsen in Indien, Brasilien und Jamaika. Der rote Kern des Baums wird vom Splintholz befreit und in Blöcke geschnitten. Das Holz ist frisch gelbrot, ergibt später eine tiefrote Farbgebung.
Blauholz: Das Campecheholz gewinnt man von einem westindischen Baum. Das frische Holz ist nahezu farblos, die zersägten Holzstücke durchfärben sich nur langsam. Ergibt ein schönes Braun-Orangerot.
Krappwurzel: Krapp gehört zu den ältesten Farben und war schon den Griechen und Römern bekannt. Im Mittelalter waren Krapp-Lacke wegen ihrer Leuchtkraft, Farbtiefe und Beständigkeit geschätzt. Das Krapp-Rot eignet sich zum Färben und Malen.
Indigo: Die Blätter des Indigostrauches geben jenes schöne, tiefgrundige Blau, das sich sowohl zum Stoffärben wie für die Malerei gut eignet. Als die Indigofarbe im Mittelalter in Europa Eingang fand, wurde sie bekämpft und die Verwendung bei Todesstrafe verboten, denn in Europa wurde das Blau aus dem Waid gewonnen, der allerdings nicht so ergiebig war.
Waid: Die etwa einen Meter hohe Waidpflanze aus der Familie der Kruziferen liefert ein schönes, frisches Blau. In diesem Blau wurde früher die Kleidung der Handwerker, die Kittel und Schürzen, eingefärbt, womit sich das Blau der Arbeitskleidung als heute noch bevorzugte Farbe erklären ließe.
Reseda: Reseda oder Wau gehört zur Gattung der wohlriechenden Garten-Reseda. Reseda gibt ein feines, subtiles Gelb, sowohl in der Färberei wie in der Malerei.
Katechu: Den färbenden, gerbstoffhaltigen Saft gewinnt man durch Auskochen junger, zerkleinerter Äste des Katechubaums. Der Saft wird eingedampft und die bröckelige Masse als Granulat oder Pulver für Brauntöne verwendet.
Färberkamille: Die aromatisch duftenden Blütenköpfchen der Anthemis tinctoria sind lebhaft gelb. Die Farbe eignet sich zum Malen und Färben.
Sandelholz: Das Rote Sandelholz gilt auch als Heilpflanze, und zwar als Fieber- und Blutreinigungsmittel. Wegen seiner schönen Farbe und seines wohlriechenden Dufts findet es vielseitig Einsatz: als Lebensmittelfarbe, als Malfarbe, als Haarfarbe; wegen seiner guten Polierfähigkeit verwendet man es auch in der Kunsttischlerei.
Berberitze: Die Berberitze, auch Sauerdorn genannt, ist in Europa beheimatet. Aus den roten Früchten bereitet man wohlschmeckenden Gelee und Sirup, daneben gilt der an Vitamin C reiche Berberitzenwein als Heilmittel bei Gallenbeschwerden. Die Rinde der Berberitze wurde früher zum Gelbfärben des Saffians verwendet und das prächtig gelbfarbige Holz für Intarsien in der Möbelschreinerei.
Drachenblut: Unter der Bezeichnung Drachenblut wird eine Reihe einander ähnlicher Baumharze von dunkelbrauner Farbe zusammengefaßt, die von verschiedenen Pflanzen, insbesondere von Palmen stammen. Das Drachenblut-Harz wird zur Herstellung natürlicher Lacke verwendet, wegen seiner intensiven roten Farbe und seines Glanzes auch für Firnisse.
Saflor: Die Färberdistel, eine in Ostindien und in Afrika heimische Pflanze, blüht mit safrangelben oder fast scharlachroten Blüten, die den prächtigen Farbstoff für die Malerei und die Färberei liefern.

24. Kapitel

Naturgedächtnis und Raumgestaltung

Unser Naturgedächtnis strebt nach Ausgewogenheit und Gleichklang. Denken wir daran, in welcher Anordnung wir die Farben und Formen in der Natur zu sehen gewohnt sind: Das helle Licht und die Weite des Himmels sind über uns. Die dunklen Farben der Erde, Steine, Felsen, Sand und das Grün der Wiesen sind unter unseren Füßen. Übertragen wir diese Raumbegrifflichkeit des Naturgedächtnisses auf das Wohnen, wird die dunklere Fläche unter den Füßen und die hellere um uns oder über uns Identität mit dem Naturbewußtsein schaffen. Stellen wir einmal probeweise unser Naturgedächtnis auf den Kopf: Räume, deren Decken in dunklen Farben gestrichen sind, empfinden wir als bedrückend. Helle, sich öffnende Farben für Decken sind uns angenehm. Wie die Böden der Natur, auf denen das Gehen vertraut ist, sind uns auch Fußböden mit leicht rauhen und weichen Oberflächenstrukturen nicht naturfremd. Auf sehr hellen, hochglänzenden Bodenflächen hingegen bewegen wir uns vorsichtig, denn auch in der Natur gibt es keine glatten, hochpolierten Flächen. Selbst wenn Steine und Felsen von Wind und Wetter geglättet wirken, wissen wir doch aus Erfahrung, daß sie griffige Unebenheiten und Strukturen haben, auf denen der Fuß sicheren Halt findet. Erst wenn Wasser zu Eis gefriert, entsteht die zur Vorsicht mahnende Glätte, vor der wir uns nicht nur beim Laufen in der freien Natur, sondern auch beim Wohnen instinktiv vorsichtig verhalten. Diesen Effekt bewirken auch glänzende, glatte Böden, und wenn wir Fliesen, hochglanzpolierte Steine wie Marmor oder hochglänzende Hölzer als Fußbodenmaterialien für die Wohnung wählen, entscheiden wir uns gegen das Naturgedächtnis. Das auf Kühle, Repräsentanz und Macht angelegte Glatte, Glänzende, mag in Foyers von Opernhäusern, in Kirchen oder Regierungsgebäuden angebracht sein, nicht aber in einem häuslichen Wohnzimmer. Hinzu kommt, daß die meisten Möbel auf hochglänzenden Böden optisch ungünstig stehen. Sie scheinen auf ihnen zu schweben und finden keine harmonische Verbindung zu ihrem Untergrund. Dunkle, strukturierte Böden dagegen verhelfen der Optik zu sicherem Halt. So sind für behagliches Wohnen leichtstrukturierte Bodenmaterialien und Teppiche in den Farben der Erden, Wiesen und Naturmaterialien wie Hölzer ideal. Die Farben aus dem warmen Farbenbereich haben alle Schattierungen von Braun, abgedunkelte Gelbtöne wie Lehm und Ocker, rötlichbraune Erdtöne, grasgrüne Nuancen, Sandsteinfarben, Grautöne, graubraune Erdtöne oder auch abgedunkelte Orangetöne.

Struktur und Farben der Böden

○ Fußböden in naturähnlicher Struktur und Farbigkeit stellen Harmonie mit dem unbewußten Naturgedächtnis des Menschen her.

○ Farben aus dem warmen Farbenbereich

erinnern an die warmen Farben der Böden in der Natur.

Farbbeispiele:

Sandbeige, Sandweiß, Olivbeige, Grasgrün, Moosgrün, Graubraun, Braunrosé, Ocker, Terra di Siena, Umbra, Ziegelrot, Staubgrau, Mauve, Grauviolett, Steingrau, Schiefergrau, Terrakottarot

Teppiche

○ Gewebte Teppichböden können je nach Verarbeitung grob- oder feinstrukturiert wirken. Dichte, feinfädige Teppichböden – vor allem Velour – wirken fein und ergänzen sich gut mit zurückhaltenden Farben und eleganter Einrichtung.
○ Lebendig strukturierte, dicke, hochflorige Teppichböden ergänzen sich gut mit naturbelassenen Hölzern, kräftigen, derben Stoffen und vollen, warmen Farbklängen.
○ Nadelfilz- und Vliesböden haben keine aufrechtstehende Faserschicht. Die Fasern sind fest mit dem Untergrund verbunden. Sie wirken dumpf, matt, strapazierfähig. Am besten passen sich neutrale, zurückhaltende Farben diesem Material an.
○ Sisal-Kokosfasern, ein natürliches Material, gibt den Farbton, mit dem es am besten harmoniert, bereits vor. Die Teppichböden werden meist in Beige, Braun und Grau angeboten.

Stimmig mit Materialstruktur und Farbe des Bodens werden wir auch die Strukturen und Farben für Tapeten und Vorhänge auswählen. Die alte Grundregel *Gleiches erkennt Gleiches* verlangt bei den Materialien die Harmonie in der Übereinstimmung der Oberflächenstrukturen. Sanfte Bodenstruktur gehört zu ebenso sanft strukturierten Stoffen für Vorhänge und Polstermöbel, gröber strukturierte Materialien zu ebenso strukturierten. Glänzende Stoffe passen am besten zu glänzenden, hochpolierten Möbeln, matte Stoffe zu matten, naturbelassenen Hölzern.

Unser unbewußtes Naturgedächtnis registriert den natürlichen Zusammenhang nebeneinander bestehender Dinge: Wasser, Holz, Erde, Steine in bestimmten Strukturen und Farben treten in ganz spezifischer Struktur und lokalem Kolorit auf, die einander nicht fremd sind. Das Nebeneinander der Dinge in der Natur zeigt innere Harmonie, die wir auch auf das Wohnen übertragen können. Denken wir daran, daß auch Düfte unser Naturgedächtnis begleiten und der sanfte Duft der Naturfarben und der natürlichen Pflegemittel für das Wohnen ausgleichend und beruhigend auf das Gemüt wirken. Wir kennen die Heilwirkung der Düfte, die auf das Unbewußte einwirken, und ähnlich wirken auf unser Unbewußtes auch die freundlichen Düfte der Farben, Harze und Balsame.

Bei der Wahl der Farben für Bodenmaterial und Stoffe für Polster und Vorhänge sollten wir uns vor allem nach den Farben der Möbelhölzer richten. Die Farben des Holzes spielen im harmonischen Farbbild der Wohnung eine oft unterschätzte Rolle. Meist gehen die Farben des Holzes vom Gelben durch die verschiedenen Stufen des Roten bis ins Purpurfarbene und Braune hinüber. Unser Sehen ist verdorben durch die platte Eindeutigkeit, die Eindimensionalität der Chemiefarben, und unser Auge ist nicht mehr geschult, feine Farbvaleurs auf den ersten Blick wahrzunehmen. Helfen Sie sich mit dem Farbvergleich, wenn Sie sich Ihrer Sache nicht sicher sind. Legen Sie rote, gelbe und blaue Stoffe neben die Möbel, so werden sie rasch herausfinden, welche Farbe den Unterton des Holzes klar bestimmt. Die folgenden Tabellen für Wohnmaterialien sollen Ihnen dabei hilfreich sein.

Naturmaterialien harmonieren gut miteinander, wenn sie bestimmte Gemeinsamkeiten aufweisen. *Gleiches erkennt Gleiches* ist auch beim Wohnen ein Gesetz der Harmonielehre, das wir bei der Zusammenstellung unterschiedlicher Materialien wie Holz, Metall, Stoffe und Steine berücksichtigen müssen. Naturmaterialien sind keine Retortenware, die man im Baukastensystem ohne Nachdenken nebeneinander aufstellen kann. Jedes Holz, Steine, Metalle und Stoffe haben Eigencharakter, den wir durch entsprechende Ergänzung unterstreichen. Insbesondere die Oberflächenstruktur der unterschiedlichen Materialien muß miteinander harmonieren.

Oberflächenstruktur	**Beispiel**
Strukturierte und rauhe Steine passen gut zu grobverarbeiteten und naturbelassenen Hölzern, groben Stoffen und unpoliertem Metall.	Natureiche, gebürstete Pinie, sägerauhe Fichte zu behauenen, grobpolierten Steinen. Hierzu rustikale Metalle wie Zinn, unpoliertes Kupfer, unpoliertes Messing. Harmonisch ergänzende Stoffe: grobes Leinen, Flachs. Naturfarben.
Glattpolierte Steine passen gut zu seidenmatten und glänzenden Hölzern, edlen Metallen und zu glänzenden Stoffen.	Mahagoni, Nußbaum, Eibe zu glatten oder glänzend polierten Steinen. Hierzu Metalle wie Silber, Gold, poliertes Messing. Sachlich wirken Chrom, Aluminium, Edelstahl. Harmonisch ergänzende Stoffe: Naturseide, Wildseide, feines Leinen, glänzender Samt.

Farben von Natursteinen und Metallen

	WEISSLICH	SCHWÄRZ-LICH	GRÄULICH	GELBLICH	RÖTLICH	BRÄUN-LICH	BLÄULICH	GRÜN-LICH
Steine								
Marmor	○	○	○	○	○	○	○	○
Jura-Marmor			○	○	○	○		
Granit			○	○	○		○	
Solnhofener Bruch	○		○	○		○		
Travertin			○	○	○			
Weser-Sandstein			○		○			
Schiefer		○	○					
Trachyt			○	○	○			
Metalle								
Gold	○			○	○			
Silber			○					
Kupfer					○			
Messing				○				
Zinn			○					
Aluminium			○					
Chrom			○					
Eisen		○						
Stahl		○					○	

Die Farben der Hölzer

Hölzer	**Farbe**
Ahorn	WEISSGELBLICH GRAU
Birke	BLASSRÖTLICH GELBLICH
Birnbaum	BLASSGRAU RÖTLICH-BRAUN
Buche	WEISSLICH-GRAU RÖTLICH
Brasilkiefer	GELBLICH-GRAU HELLBRAUN
Ebenholz	GELBLICH-WEISS BLASSRÖTLICH DUNKEL BIS SCHWARZ
Eiche	GRAUGELB HONIGGELB OLIVSTICHIG
Eiche Antik	GRAUGELB
Esche	BLASSGRAU WEISSRÖTLICH BRAUN HELLBEIGE
Eibe	GELBLICH BRÄUNLICH ROTBRAUN ORANGEBRAUN
Erle	BLASSRÖTLICH GELB-ORANGE
Fichte	GELBLICH-WEISS RÖTLICH-WEISS
Hemlock	GELBLICH-GRAU GELBLICH-BRAUN
Hickory	WEISSLICH ROTBRAUN
Kiefer	RÖTLICH-GELB GELBLICH-BRAUN
Kirsche	RÖTLICH-WEISS GOLDBRAUN
Lärche	GELBLICH-WEISS RÖTLICH-BRAUN
Linde	WEISSLICH-GELB RÖTLICH
Mahagoni	HELLGRAU GELBGRAU ROTBRAUN
Nußbaum	HELLVIOLETT- DUNKELGRAU HELLGRAU MATTBRAUN
Palisander	WEISSGELBLICH ROTBRAUN SCHOKOLADEN- BRAUN
Pappel	WEISSGRAU BRÄUNLICH
Pinie	WEISSGELBLICH ROSA-RÖTLICH
Redwood	WEISS GRAU-GELBLICH RÖTLICH-VIOLETT
Red Cedar	GELBBRAUN GRAUBRAUN DUNKEL-ROT- BRAUN
Rotbuche	WEISSLICH-GRAU GELBLICH-ROT
Rüster	ERDIG WEISSGRAU BRAUN
Tanne	WEISS WEISSLICH-GRAU RÖTLICH
Teak	GELBLICH-WEISS GRAU GELBLICH-BRAUN DUNKELBRAUN
Vogelaugen- ahorn	HELLRÖTLICH RÖTLICHBRAUN
Zeder	HELLBRAUN GELBLICH- ROTBRAUN

Quellenverzeichnis

Andere Wirklichkeiten. Die neue Konvergenz von Naturwissenschaften und spirituellen Traditionen, hrsg. von Rainer Kakuska, Dianus Trikont Verlag, München 1984

Auro. Firmenschrifttum über Naturfarben. Vorträge: Dr. Hermann Fischer, Braunschweig 1984

Bermann, Morris: *Wiederverzauberung der Welt.* Am Ende des Newtonschen Zeitalters, Dianus Trikont Verlag, München 1984

Bernus, Alexander von: *Alchymie und Heilkunst,* Verlag Hans Carl, Nürnberg 1969

Bockemühl, Jochen: *Lebenszusammenhänge.* Erkennen, erleben, gestalten. Hrsg. von der Naturwissenchaftlichen Sektion der Freien Hochschule für Geisteswissenschaft, Dornach 1980

Böhm, Franz: *Kometen,* Merlin Verlag, Hamburg 1973

Braem, Harald: *Gesetz der Farbe,* Wirtschaftsverlag, Langen-Müller/Herbig, München 1985

Chargaff, Erwin: *Zeugenschaft.* Essays über Sprache und Wissenschaft, Verlagsgemeinschaft Klett-Cotta 1985

Clark, Kenneth: *Leonardo da Vinci,* Rowohlt Taschenbuchverlag, 1969

Doczi, György: *Die Kraft der Grenzen.* Harmonische Proportionen in Natur, Kunst und Architektur, Dianus Trikont Verlag, München 1985

Eberhard, Lilly: *Heilkräfte der Farben,* Drei Eichen Verlag, München 1977

Elemente der Naturwissenschaft. Zeitschrift, Heft 1, 1983; hrsg. von der Naturwissenschaftlichen Sektion am Goetheanum Dornach

Eynern, Peter von: *Die faszinierende Welt der Sterne.* Himmelskunde, Sternenbeobachtung, Heyne Verlag, München 1977

Faber, Stephanie: *Natürlich schön.* 300 Rezepte für selbstgemachte Kosmetik, Goldmann Verlag, München 1983

Farbenfächer, Institut für angewandte Farbe, Habsburgerplatz 4, München 1987

Der Farbenkreis. Beiträge zu einer goetheanistischen Farbenlehre, 4 Hefte, hrsg. vom Goethe-Farbenstudio am Goetheanum, Dornach, Verlag Freies Geistesleben, Stuttgart 1981

Fleurimon, Jean-Pierre: *Schminktechnik,* Maloine S. A. Editeur, Paris 1979

Friedenthal, Richard: *Leonardo da Vinci.* Eine Bildbiographie, Piper Verlag, München 1984

Frieling, Heinrich: *Gesetz der Farbe,* Musterschmidt Verlag, Göttingen 1968

Gandhi, Mahatma: *Die Religion der Wahrheit.* Aus Mahatma Gandhis schriftlichem Nachlaß, Perlinger Verlag, Wörgl 1982

George, Uwe: *Geburt eines Ozeans,* Geo im Verlag Gruner & Jahr, Hamburg 1982

Gift macht Geld. Die chemische Industrie und Strategien zu ihrer Entgiftung, hrsg. vom Arbeitskreis Industrie & Katalyse, Kölner Volksblatt Verlag, Köln 1986

Goethe, Johann Wolfgang von: *Farbenlehre,* 3 Bände, hrsg. von Gerhard Ott und Heinrich O. Proskauer, Verlag Freies Geistesleben, Stuttgart 1979

Goethe, Johann Wolfgang von: *Wilhelm Meisters Lehr- und Wanderjahre,* Hesse & Becker Verlag, Leipzig 1924

Guhr, Andreas, und Nagler, Jörg: *Mythos der Steine,* Ellert & Richter Verlag, Hamburg 1986

Heidemann, Christel: *Meridian Therapie.* Die Wiederherstellung der Ordnung lebendiger Prozesse, 2 Bände, Christel Heidemann, Badenweiler 1982–1985

Hiltram, Roman, und Halding-Hoppenheit, F.: *Innenarchitektur*, Verlag Kamprath-Helène, Darmstadt o. J.

Horstmann, Hermann: *Der Tierkreis*. Seine Zeichen und ein Versuch der Deutung ihrer Formen, J. Ch. Mellinger Verlag, Stuttgart o. J.

Huxley, Aldous: *Die Kunst des Sehens*. Was wir für unsere Augen tun können, Piper Verlag, München 1983

Itten, Johannes: *Kunst der Farbe*. Subjektives Erleben und objektives Erkennen als Wege zur Kunst, Otto Maier Verlag, Ravensburg 1961

Itten, Johannes: *Arbeitsmaterial zur Farbenlehre*, Otto Maier Verlag, Ravensburg 1985

Jaspers, Karl: *Philosophie und Welt*. Reden und Aufsätze, Piper Verlag, München 1963

Jaspers, Karl: *Psychologie der Weltanschauung*, Piper Verlag, München 1985

Jung, C. G.: *Erinnerungen, Träume, Gedanken*, hrsg. von Aniela Jaffé, Rascher Verlag, Zürich 1967

Jung, C. G.: *Über die Psychologie des Unbewußten*, Rascher Verlag, Zürich 1964

Jung, C. G.: *Wirklichkeit der Seele*, Rascher Verlag, Zürich 1964

Jung, C. G.: *Psychologie und Alchemie*. Traumsymbole des Individuationsprozesses, Walter Verlag, Olten 1972

Kandinsky, Wassilij: *Punkt und Linie zu Fläche*, Bentelli Verlag, Bern-Bümplitz 1973

Kemp, Gerald van: *Une Visite a Giverny*, Société des Amis de Claude Monet, Giverny o. J.

Kemp, Wolfgang: *John Ruskin:* Leben und Werk, Hanser Verlag, München 1983

Keyserling, Arnold Graf von: *Weisheit des Rades*. Orphische Gnosis, Verlag Der Palme, Wien 1985

Keyserling, Arnold Graf von: *Alphysik*, Verlag Der Palme, Wien 1985

Koch, Egmont R.: *Umweltschutz zu Hause*. Was jeder tun kann, Mosaik Verlag, München 1984

Koch, Elisabeth, und Wagner, Gerhard: *Die Individualität der Farbe*. Übungswege für das Malen und Farberleben, Verlag Freies Geistesleben, Stuttgart 1980

Krumm-Heller, Arnold: *Osmologische Heilkunde*. Die Magie der Duftstoffe, Verlag Richard Schikowski, Berlin 1955

Lichtbilder der Seele. Die Kirlian Fotografie, hrsg. von Stanley Krippner und Daniel Rubin, Scherz Verlag, München 1975

Livos. Firmenschrifttum über Pflanzenfarben, Bodenteich 1986

Lehmann, Johannes: *Die Kleidung, unsere zweite Haut*, bioverlag gesundleben, Hopferau 1985

Das große Mandala-Buch, hrsg. von José und Miriam Argüelles, Aurum Verlag, Freiburg im Breisgau 1972

Malin, Lisa: *Die schönen Kräfte*. Eine Arbeit über Heilen in verschiedenen Dimensionen, Verlag Zweitausendeins, Frankfurt 1986

Meier, Günter: *Farbe aus Pflanzen zum Färben*. Pflanzenfarben-Labor, Goetheanum, Dornach bei Basel 1985

Meier, Günter: *Pflanzenfarben für den Maler*. Pflanzenfarben-Labor, Goetheanum, Dornach bei Basel 1979

Molnar, Christina: *Das Sonnenhoroskop*, Herbig Verlagsbuchhandlung, München 1984

Nicholson, Joanne und Lewis-Crum, Judy: *Color Wonderful*, Bantam Books, New York 1986

Painter, George D.: *Marcel Proust*. Eine Biographie, Suhrkamp Verlag, Frankfurt 1968

Pawlik, Johannes: *Goethe Farbenlehre*, DuMont Bucherverlag, Köln 1978

Runge, Philipp Otto: *Schriften, Fragmente, Briefe*, Berlin 1938

Schiegl, Heinz: *Color-Therapie.* Heilung durch Farbenkraft, Hermann Bauer Verlag, Freiburg im Breisgau 1982

Scholem, Gershon: *Judaica 3,* Suhrkamp Verlag, Frankfurt 1973

Schopenhauer, Arthur: *Sämtliche Werke.* Band I, F. A. Brockhaus Verlag, Wiesbaden 1972

Schopenhauer, Arthur: *Metaphysik des Schönen,* hrsg. von Volker Spierling, Piper Verlag, München 1985

Schopenhauer, Arthur: *Metaphysik der Natur,* hrsg. von Volker Spierling, Piper Verlag, München 1984

Schopenhauer, Arthur: *Metaphysik der Sitten,* hrsg. von Volker Spierling, Piper Verlag, München 1985

Schopenhauer, Arthur: *Theorie des gesammten Vorstellens, Denkens und Erkennens,* hrsg. von Volker Spierling, Piper Verlag, München 1986

Schwab, Günther: *Der Tanz mit dem Teufel,* Adolf Sponholtz Verlag, Hannover 1958

Seutemann, Sigrun, und Kastner, Raimund: *Homöotherapie mit Bio-Katalysatoren,* Raimund Kastner, Heppenheim 1979

Steine und Mineralien. Bestimmungsbuch, BLV Verlagsgesellschaft, München 1975

Steiner, Rudolf: *Das Wesen der Farben,* Rudolf Steiner Verlag, Dornach bei Basel 1980

Uyldert, Mellie: *Verborgene Kräfte der Edelsteine,* Heinrich Hugendubel Verlag, München 1983

Watts, Alan: *Die sanfte Befreiung.* Moderne Psychologie und östliche Weisheit, Goldmann Verlag, München 1985

Wilber, Ken: *Halbzeit der Evolution.* Eine interdisziplinäre Darstellung der Entwicklung des menschlichen Geistes, Scherz Verlag, München 1984

Wilber, Ken: *Wege zum Selbst.* Östliche und westliche Ansätze zu persönlichem Wachstum, Kösel Verlag, München 1984

Wilson, Anni, und Bek, Lilla: *Farb-Therapie.* Der sanfte Weg der Heilung, Scherz Verlag, München 1985

Witzmann, Herta-Maria, und Kienlin, Mechthild v.: *Morgen wohnen wir schöner,* Südwest Verlag, München 1971

Wood, Betty: *The Healing Power of Colour,* The Aquarian Press, Great Britain 1984